Knaur

Dennis André Ballwieser

Abnehmen kann jeder

Wissen,
was zum
Erfolg führt

Knaur

Dennis André Ballwieser

Abnehmen kann jeder

Wissen,
was zum
Erfolg führt

www.knaur-ratgeber.de

Inhalt

Dieses Buch wird Sie enttäuschen

Ihr Ziel ist klar: Der Bauch muss weg, möglichst schnell und für immer. Daraus wird leider nichts. Der Bauch kann ein wenig kleiner werden, mit viel Aufwand und über einen langen Zeitraum. Dann geht die Arbeit erst richtig los. Sind Sie nachlässig und unaufmerksam, ist der Bauch ganz schnell wieder da. Größer als vorher. Das vorab als ehrliche Warnung.

Wissenschaftler sind sich weitgehend einig: Wir wissen viel darüber, was beim Abnehmen nicht hilft. Gleichzeitig kommen die Forscher nur langsam weiter bei ihrer Suche nach Methoden, mit denen Sie langfristig mehr als ein paar Kilo verlieren können. Noch wichtiger ist die Frage, wie wir verhindern, das eben abgenommene Gewicht gleich wieder zuzunehmen. Darauf haben Mediziner, Ernährungs- und Sportwissenschaftler nur wenige Antworten.

Trotzdem lässt sich aus der wissenschaftlichen Literatur zusammentragen, wie Sie einen Teil Ihres Übergewichts loswerden und was Sie tun können, um schlanker zu bleiben. Ich zeige Ihnen anhand der aktuellen Forschung, was wir über das Zusammenspiel von Gehirn, Magen, Darm und Fettspeichern im Körper wissen. Sie erfahren, wie Sie herausfinden, ob Sie abnehmen müssen und was Ihnen das Abnehmen für Ihre Gesundheit bringt.

Erwarten Sie keine wundersamen Neuerungen, die Forschung bestätigt viel Bekanntes: Es geht um weniger Essen, ausgewogene Ernährung und mehr Bewegung. Dieser Dreisprung macht Sie etwas schlanker und deutlich gesünder. Wer immer Ihnen schnelles Abnehmen und Schlankbleiben ohne viel Aufwand verspricht, ist entweder auf dem Weg zur Nobelpreisverleihung oder ein Scharlatan.

Ich zeige Ihnen verschiedene Möglichkeiten, um abzunehmen und Ihr Gewicht zu halten. Welcher Weg für Sie persönlich der richtige ist, müssen Sie selbst entscheiden. Und noch wichtiger: Sie müssen ihn gehen. Das ist die Grundvoraussetzung jedes erfolgreichen Abnehmens. Von mir bekommen Sie lediglich die nötigen Informationen, um sich für einen der möglichen Wege zu entscheiden.

Einer Reihe von Wissenschaftlern danke ich für Antworten auf meine zahlreichen Fragen: Nicholas Angelopoulos (Hippokrateion Athen, Griechenland), Hans-Rudolf Berthoud (Louisiana State University, USA), George Blackburn (Harvard University, USA), Steve Bloom (Imperial College London, Großbritannien), Jennie Brand-Miller (University of Sydney, Australien), Nina Eikelis (Baker Heart Research Institute, Australien), Nicholas Finer (University of Cambridge, Großbritannien), Philippe Froguel (Institut Pasteur de Lille, Frankreich), Frank Greenway (Louisiana State University, USA), James Hill (University of Colorado, USA), Antony Karelis (Université de Montréal, Kanada), David Levitsky (Cornell University, USA), Alfredo Martínez (Universidad de Navarra, Spanien), Richard Mattes (Purdue University, USA), Michael Symonds (University of Nottingham, Großbritannien), Emanuela Taioli (Fondazione Policlinico IRCCS, Italien), Adam Gilden Tsai (University of Pennsylvania, USA).

Benjamin Ackermann hat dieses Buch mit mir konzipiert und es wissenschaftlich lektoriert, ohne ihn gäbe es diesen Ratgeber nicht. Jörg Blech, Curt Cramer, Peter Glück und Holger Zapf verdanke ich wertvolle Hinweise. Cornelia Philipp von Droemer Knaur hatte die Idee für dieses Buch, Kathrin Gritschneder begleitete mich als Lektorin und Petra Klose sorgte für die Redaktion. Harald Mandl von *GesundheitPro.de* und Norbert F. Pötzl vom *Spiegel* weckten mein Interesse am Thema Ernährung. Großen Dank schulde ich Anja Alt, die mich mit meinen Büchern, Artikeln und dem Computer teilen musste. Ihr widme ich dieses Buch.

Dennis André Ballwieser
München, Juni 2007

1 Niemand will dick sein

Die Dicken sind nicht schuld an ihrem Gewicht, wenigstens nicht allein. Gene und Umwelt spielen eine große Rolle. Es gibt Wege, abzunehmen und das neue Gewicht zu halten. Leicht sind sie nicht, ein Versuch lohnt sich trotzdem. Bessere Lebensqualität und ein gesünderer Körper winken als Belohnung. Wie Sie die Aufgabe in Angriff nehmen können, welche Hilfsmittel es gibt und an wen Sie sich wenden können, das erfahren Sie in diesem Buch. Außerdem lesen Sie, was Forscher zum Thema Übergewicht sagen.

Wer dick ist, ist selbst schuld?

Dicksein ist ein dämlicher Zustand. Jeder sieht, dass Sie dick sind. Eigentlich geht es ja niemanden etwas an. Wenn Sie dick sind, ist das Ihr Ding. Wer hält Ihnen vor, dass Sie Heuschnupfen haben? Neurodermitis? Migräne? Wenn Sie dick sind, bekommen Sie die Schuld zugeschoben. Wenn jemand in Ihrer Umgebung mitbekommt, dass Sie jedes Frühjahr Tabletten gegen Ihren Heuschnupfen schlucken müssen, bevor Sie aus dem Haus gehen können, ernten Sie Mitleid. Schuld sind die Pollen. Wenn jemand sieht, dass Sie den Hemdknopf über Ihrem Bauch nicht mehr zubekommen, starren alle auf Ihren Hosenbund und denken sich, was für ein disziplinloser Mensch Sie doch sind. Wieder einer, der nicht an sich halten kann. Ein ungezügelter, gieriger Fresser. Der in sich hineinstopft, was geht. Heimlich den Kühlschrank plündert. Der zu schwach ist, abzunehmen. Was für ein Quatsch.

Natürlich isst der Dicke mehr als der Dünne. Das Märchen vom Dicken, der nichts isst, stimmt selbstverständlich nicht. Aber Dicke sind nicht aus Lust am Dicksein dick. Und Willensschwäche ist bestimmt nicht daran schuld, wenn Dicke nicht abnehmen. Die Geschichte ist ein klein wenig komplizierter.

Dicksein ist ungesund und anstrengend

Mehr als die Hälfte der erwachsenen Deutschen war 2006 übergewichtig, fand das Statistische Bundesamt heraus. Gut über zehn Prozent aller Männer und Frauen waren sogar stark übergewichtig. Mediziner warnen vor den dramatischen Folgen des massiven Übergewichts: Diabetes, Herzinfarkt, Schlaganfall. Dazu kommen die Einschränkungen im Alltag. Jeder Schritt wird zur Qual, das Atmen fällt schwer, ständiges Schwitzen verleidet körperliche Anstrengungen. Gesundheitsökonomen warnen vor den Kosten, die dickere Patienten heute schon verursachen und die in Zukunft steigen werden. Kinderärzte klagen jedes Jahr lauter über immer mehr Kinder, die wegen ihres Gewichts den eigenen Körper nur mangelhaft kontrollieren und koordinieren können. Viele kommen nur mühsam durch den Alltag, und sind sie erst mal zu dick, ist an Sport nicht mehr zu denken. Politiker rufen Plattformen und Gremien ins Leben, die zwar bunte Broschüren drucken, am Übergewicht der Nation aber nichts ändern. Die Dicken schleppen sich weiter keuchend und ächzend durch die Gegend.

Was macht die Dicken dick?

Wo so viele Dicke sind, muss es eine Ursache geben. Nach der wird fleißig gesucht. Unbestritten entwickelte sich nach dem Zweiten Weltkrieg in den industrialisierten Staaten ein Überschuss an Lebensmitteln. Wir leben in einer Umgebung, die uns alles im Überfluss anbietet. Selbst mit minimalem Budget lassen sich beim Discounter Lebensmittel im Überfluss einkaufen, solange Qualität und Geschmack nicht weiter interessieren.

In dieser Umgebung fand in den letzten Jahrzehnten eine wissenschaftliche Treibjagd nach den Bestandteilen des Essens statt, die schuld sein sollten am Übergewicht: Erst waren es die bösen Fette, dann die Kohlenhydrate, mittlerweile sind es die gesättigten unter den Fetten und die einfachen Kohlenhydrate. Im Mittelpunkt stand immer der unfähige Dicke, der nicht durchhalten wollte und zu viel von diesem oder jenem Nahrungsbestandteil aß.

Heute sind sich führende Wissenschaftler weitgehend einig, dass die Umwelt und unser Lebensstil die Bösewichte sind. »Unser Essverhalten ist zu einem großen Teil von der Umwelt bestimmt. Das ist der Grund, weshalb wir fett werden«, sagt David Levitsky von der amerikanischen Cornell University. In einer Umgebung, die mit allen Mitteln der Werbung versucht, uns Kalorien satt zu verkaufen, in der wir die Beine nur noch brauchen, um vor Schaufenstern stehen zu bleiben, versagen bei vielen von uns die Mechanismen, die eigentlich Herr über Nahrungsaufnahme und Energieverbrauch sein sollten. Unsere Gene, ursprünglich darauf ausgerichtet, unser Überleben in Zeiten knapper Ressourcen zu sichern, konnten mit den dramatischen und vor allem rasend schnellen Änderungen unserer Umwelt nicht mithalten.

Der menschliche Körper verfügt über ein ausgeklügeltes System, das unser Verhungern verhindern soll. Beeinflusst von den Genen arbeitet in einem sehr alten Teil unseres Hirns, dem Hypothalamus, ein Zentrum verschiedener Gruppen von Nervenzellen, in dem aus einer Vielzahl an Informationen aus Magen, Darm und Fettgewebe errechnet wird, wie es um die Versorgung unseres Gesamtsystems mit Energie bestellt ist. Abhängig von diesen Informationen geben die Nervenzellen Signale aus, die uns Appetit machen oder Sättigung vermitteln.

Was tun?

Pharmafirmen forschen mit Hochdruck an verschiedenen Medikamenten, die uns das Abnehmen erleichtern sollen. Drei Wirkstoffe sind bereits auf dem Markt: Sie können zwar als Unterstützung einer Gewichtsabnahme eingesetzt werden, stellen aber nicht das langfristige Halten des Gewichts sicher. Ansonsten müssten sie ein Leben lang eingenommen werden.

Magenoperationen wirken zwar nachhaltig, sind allerdings auch mit mehr Aufwand und Risiken behaftet und kommen daher nur für massiv Übergewichtige in Frage.

»Alle bisherigen Wirkstoffe wirken etwa gleich gut, sie bringen ungefähr zehn Prozent Gewichtsverlust. Das führt zwar zu gesundheitlichen Verbesserungen, erfüllt aber nicht die Erwartungen der Patienten.« Richard Mattes, Purdue University

Gewohnheiten ändern

Warten, bis die Wunderpille kommt, ist keine Alternative. Was bleibt, ist eine Mammutaufgabe: Ändern Sie Ihr Leben, dann werden Sie dünner und gesünder. Nichts leichter als das. Wir lernen das Essen jahrzehntelang. Was uns schmeckt, das wollen wir wieder haben, weil wir mit gutem Geschmack und Wohlgefühl belohnt werden. Essen wir zu viel, werden wir nicht sofort dafür bestraft, also machen wir weiter. Erst nach Wochen werden Gewichtsänderungen spürbar. Abläufe und Gewohnheiten spielen sich ein. Dass wir um zwölf zum Mittagessen gehen, ist nicht in unseren Genen angelegt. Wir haben es gelernt. Ebenso wenig ist bei unserer Geburt bekannt, ob wir zum Frühstück lieber Marmeladenbrötchen oder Cornflakes mögen. Wir trainieren unseren Geschmack und wählen uns bekannte Speisen.

In der Änderung dieser Gewohnheiten liegt der Schlüssel zum Abnehmen. Wenn wir Techniken finden, mit denen wir das ständige Überessen verhindern können, können wir langfristig abnehmen. Der Schweizer Hans-Rudolf Berthoud, der an der Louisiana State University forscht, sieht es so: »Der Druck unserer Umwelt wird immer stärker. Wenn ich nicht in der Lage bin, mir eine eigene Mikro-Umwelt zu schaffen und mich von dem zu lösen, was alle um mich herum tun, ist es sehr schwer, meiner Umwelt zu widerstehen.«

Langfristige Programme statt Crashdiäten

Diäten sind ein Graus, eine selbst auferlegte Beschränkung für einen kurzen Zeitraum. Durch Regeln nehmen wir weniger Energie zu uns, als wir verbrauchen. Hören wir mit der Diät auf und essen wie zuvor,

»Wir können lernen, unsere Reaktionen auf die Umwelt zu kontrollieren – so ähnlich, wie wir beim Sex Verhütungsmittel benutzen können.« David Levitsky, Cornell University

nehmen wir wieder zu. Wer also dauerhaft Gewicht verlieren möchte, braucht eine langfristige Strategie, ein komplettes Programm.

So ein Programm setzt sich aus mehreren Teilen zusammen, die nur gemeinsam sinnvoll sind: Gewicht verlieren. Etwas über ausgewogene Ernährung lernen. Das eigene Verhalten analysieren und verstehen, was man daran ändern muss. Hilfsmittel an die Hand bekommen, mit denen man sich selbst motivieren kann und in schwierigen Situationen verhindert, alles hinzuschmeißen und weiter zu essen wie vorher. Bewegung in den Alltag integrieren und Sport machen, um den Energieverbrauch zu erhöhen. Und dann den Rest des Lebens die eigene Ernährung kontrollieren und aktiv bleiben. So einfach ist das. Und so unendlich kompliziert.

Entscheiden Sie sich für Ihr persönliches Programm

Welches der vielen Programme auf dem Markt das richtige für Sie ist, müssen Sie nach Ihrem Gefühl entscheiden. Nur wenige sind von unabhängigen Wissenschaftlern über einen längeren Zeitraum überprüft worden. Sie selbst müssen Ihren ganz persönlichen Weg finden. Und denken Sie immer daran: Egal, wie viel Gewicht Sie verlieren, wie lange Sie das neue Gewicht halten, selbst kleine Schritte können Ihre Lebensqualität verbessern. Sie atmen weniger angestrengt, bei Bewegung schwitzen Sie weniger. Der Blick in den Spiegel fällt leichter, Hosen können Sie eine Nummer kleiner kaufen. Und für Ihre Gesundheit haben Sie ganz nebenbei auch noch einiges getan.

»Übergewicht ist wie Bluthochdruck eine lebenslange Krankheit. Wenn Sie aufhören, Ihre Medizin zu nehmen, geht der Blutdruck wieder hoch. Das Gleiche gilt für Ihr Gewicht. Eine ausgewogene Ernährung, Bewegung und eine Verhaltensänderung sind die Basis, um erfolgreich das Gewicht zu halten.« Frank Greenway, Louisiana State University

2 Vor dem Abnehmen

Abnehmen ist ein Volkssport. Wissenschaftler überbieten sich in ihren Fachartikeln mit Schätzungen, wie viele US-Amerikaner versuchen, abzunehmen: Sie gehen von bis zu zwei Dritteln aus. Und hierzulande sieht es kaum anders aus: Tatsächlich ist mehr als die Hälfte der Deutschen übergewichtig. Finden Sie in diesem Kapitel heraus, ob Sie zu dick sind und ob Ihnen eine Krankheit als Folge des Übergewichts droht. Und lernen Sie darüber hinaus die Grundlagen der Ernährung kennen.

Abnehmen ist kein Selbstzweck

Sie sollten wissen, warum Sie abnehmen wollen, bevor Sie damit beginnen. Hat Ihr Arzt Sie vor drohenden Folgen Ihres Übergewichts gewarnt? Fürchten Sie selbst um Ihre Gesundheit? Können Sie den eigenen Anblick im Spiegel nicht mehr ertragen? Nur wenn Sie sich vor dem Abnehmen Gedanken über Ihre Motivation gemacht haben, können Sie für sich etwas gewinnen.

Die in Fernsehen und Zeitschriften verbreitete Nachricht stimmt schon: Übergewicht hat in den letzten Jahrzehnten zugenommen, nicht nur im dicken Amerika, sondern auch in Deutschland. Ein Fünftel der Männer und Frauen ist bei uns so dick, dass Mediziner von Adipositas sprechen. Das heißt übersetzt wenig schmeichelhaft Fettsucht. Besonders die Zahl dieser sehr Dicken nimmt zu.

Auch die Zahl übergewichtiger Kinder steigt an. Für sie und ihre Behandlung ist dieser Ratgeber nicht geeignet. Alle Hinweise beziehen sich ausschließlich auf Erwachsene, für Kinder gelten andere Regeln. Sie sollten nie ohne ärztliche oder ernährungstherapeutische Hilfe behandelt werden. Zu viel kann bei ihnen ohne die notwendige Sorgfalt kaputt gemacht werden. So können etwa vor allem die selektiven Mangeldiäten wie Atkins, Low Carb etc. zu Entwicklungsverzögerungen führen.

Wenn Ihr Kind sich für zu dick hält, objektiv übergewichtig ist oder Sie glauben, es leide an Essstörungen, gehen Sie mit ihm bitte zu einem Kinderarzt, Ernährungsmediziner oder Ernährungstherapeuten.

Auch ältere Leser sollten sich nicht ausschließlich an diesem Ratgeber orientieren. Ab etwa dem sechzigsten Lebensjahr ändern sich die Ernährungsbedürfnisse, auch das eigene Essverhalten ändert sich. Die Zahl der Krankheiten nimmt zu, vielleicht werden Sie mit

Medikamenten behandelt, möglicherweise mit mehreren gleichzeitig. Sprechen Sie in jedem Fall mit Ihrem Arzt über Ihren Abnahmewunsch. Nur dann kann er Sie bei Ihrem Vorhaben unterstützen und Ihre optimale Versorgung mit Nährstoffen und notwendigen Medikamenten sicherstellen.

Bin ich zu dick?

Dick sein ist relativ. Vor allem das Körperfett entscheidet darüber, wer zu dick ist und wer nicht. Führende biomedizinische Ernährungswissenschaftler machen hauptsächlich das Fett für Folgekrankheiten des Übergewichts verantwortlich. Auch Leistungssportler sind häufig übergewichtig, was bei ihnen jedoch nicht sonderlich schlimm ist: Die Kilos, die die Waage anzeigt, setzen sich vorwiegend aus fettfreier Muskelmasse zusammen.

Mediziner beziehen das Körpergewicht auf die Körperlänge, um herauszufinden, wer übergewichtig ist. Um Ihr Gewicht zu messen, stellen Sie sich am besten morgens auf die Waage. Achten Sie darauf, dass diese eben auf einer festen Unterlage steht, sonst wird das Ergebnis verfälscht. Wenn Sie Ihr Gewicht über einen längeren Zeitraum verfolgen wollen, messen Sie möglichst jedes Mal unter ähnlichen Umständen, z. B. immer morgens nach dem Aufstehen. Ihre Körperlänge messen Sie in aufrechtem Stand und ohne Schuhe vom Scheitel bis zur Sohle. Anschließend setzen Sie Gewicht und Länge in die Formel für den Body-Mass-Index (BMI) ein. Der BMI setzt Ihr Gewicht zur Körperoberfläche ins Verhältnis. Sie teilen Ihr Gewicht (in Kilogramm) durch die Größe (in Metern) zum Quadrat.

So rechnen Sie den Body-Mass-Index (BMI) aus:

$$\text{BMI} = \frac{\text{Körpergewicht} \quad \text{(in kg)}}{\text{Körperlänge}^2 \quad (\text{in m}^2)}$$

Liegt Ihr BMI zwischen 18,5 und 25, sind Sie normalgewichtig. Sie müssen und sollten aus medizinischer Sicht dann nicht abnehmen. Schlimmstenfalls können Sie sich Schaden zufügen, wenn Sie versuchen, einen noch niedrigeren BMI zu erreichen. Nicht nur Übergewicht und Adipositas bergen Gefahren für Ihre Gesundheit, am unteren Ende der BMI-Skala lauern mit Anorexie (Magersucht) und Bulimie (Ess-Brech-Sucht) zwei Essstörungen, die schlimmstenfalls zum Tode führen. Wenn Sie mit Ihrem BMI am unteren Rand der normalen Grenze liegen und trotzdem weiter abnehmen wollen, sollten Sie auf die Suche nach Gründen für diesen Wunsch gehen. Ein Ernährungsmediziner, Psychotherapeut oder Psychiater kann Ihnen dabei helfen.

Oberhalb eines BMI von 25 sprechen Mediziner zunächst von übergewichtigen (25 bis 30), dann von adipösen (30 bis 40) oder gar extrem adipösen (über 40) Patienten.

Body-Mass-Index-Klassifikation

Medizinische Beurteilung	BMI
Untergewicht	< 18,5
Normalgewicht	18,5 – 24,9
Übergewicht (Präadipös)	25 – 29,9
Adipositas (Grad I)	30 – 34,9
Adipositas (Grad II)	35 – 39,9
Extreme Adipositas (Grad III)	> 40

Nach: Hauner 2006, WHO 2000, Kasper 2004

Die Fettmasse entscheidet nicht allein über mögliche Konsequenzen des Übergewichts. Wichtig ist auch die Verteilung des Fetts im Körper. Besonders die viszerale Fettmasse begünstigt Stoffwechsel- und Herz-Kreislauf-Krankheiten. Mit viszeral beschreiben Mediziner das Fett am Bauch, von einer viszeralen Fettverteilung sprechen sie, wenn

Apfelförmige und birnenförmige Fettverteilung

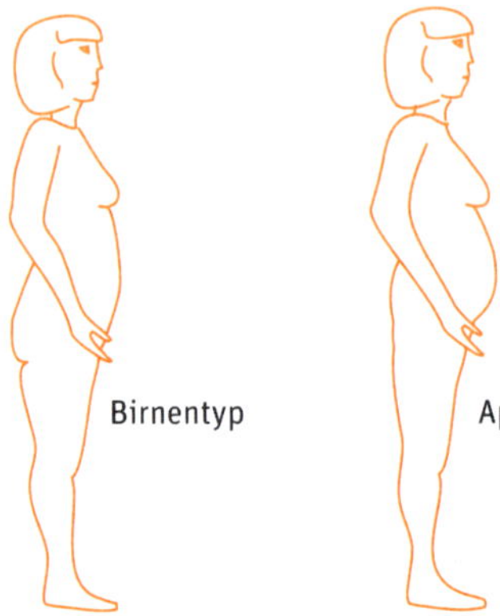

der Bauch dick und der restliche Körper relativ schlank ist. Andere Namen dafür sind männliche (androide), rumpf- (abdominelle) oder apfelförmige Fettverteilung. Das Gegenteil davon ist die weibliche (gynoide), periphere oder birnenförmige Fettverteilung mit dicken Hüften und insgesamt kräftigem Körper. Messen Sie Ihren Bauchumfang, um einschätzen zu können, wie Ihr Fett verteilt ist.

So messen Sie Ihren Bauchumfang

Suchen Sie Ihren **Beckenkamm**, das ist das obere Ende Ihres Beckenknochens. Drücken Sie dazu dort in Ihre Seite hinein, wo normalerweise der Gürtel sitzt. Fühlen Sie auch bei tiefem Drücken keinen Widerstand, sind Sie zu hoch und müssen mit der Hand nach unten rutschen. Spüren Sie dagegen Ihren harten Beckenknochen, rutschen Sie nach oben. An der Grenze von hart zu weich haben Sie den Beckenkamm erreicht. Atmen Sie ganz aus und messen Sie mit einem **Maßband**, das auf der Haut aufliegt, ohne sie einzuschnüren.

Risiko für Krankheiten durch Übergewicht

	Bauchumfang Frau	Bauchumfang Mann
Mäßig erhöhtes Risiko	über 80 cm	über 94 cm
Deutlich erhöhtes Risiko	über 88 cm	über 102 cm

Nach: Hauner 2006, Kasper 2004

Ihr Bauchumfang sollte unter 102 cm (Männer) bzw. unter 88 cm (Frauen) liegen. Ein größerer Umfang ist ein Risikofaktor für Herz-Kreislauf-Krankheiten. Mittlerweile wird von der »International Diabetes Federation« für weiße Europäer gar eine Grenze von 94 cm bei Männern und 80 cm bei Frauen gefordert, die aber zu streng zu sein scheint: Eine Reihe augenscheinlich normalgewichtiger Menschen würde so auf einen Schlag für zu dick erklärt.

Checkliste: Muss ich abnehmen?

- Liegt Ihr BMI über 30? ☐ Ja ☐ Nein
- Liegt Ihr BMI zwischen 25 und 30 und haben Sie gleichzeitig:
  - gewichtsbedingte Krankheiten (z. B. Bluthochdruck oder Diabetes mellitus, Typ 2) oder ☐ Ja ☐ Nein
  - ein abdominelles Fettverteilungsmuster (Apfeltyp) oder ☐ Ja ☐ Nein
  - eine Krankheit, die durch Ihr Übergewicht schlimmer wird (z. B. Gelenkabnutzungen), oder ☐ Ja ☐ Nein
  - leiden Sie sehr stark unter Ihrem Übergewicht? ☐ Ja ☐ Nein

Trifft einer dieser Punkte auf Sie zu, sollten Sie abnehmen. Unterhalb eines BMI von 25 sind Sie nicht übergewichtig; wenn Ihr Taillenumfang trotz eines BMI unter 25 deutlich über den Normwerten liegt, sollten Sie gemeinsam mit einem Arzt Ihres Vertrauens nach der Ursache dafür suchen.

Wenn Sie einen BMI über 30 für sich errechnet haben, können Sie sich ans Abnehmen machen. Bei Werten zwischen 25 und 30 hängt es von Ihrem Bauchumfang, zusätzlichen Risikofaktoren und Ihrem persönlichen Wunsch ab, ob Sie abnehmen sollten oder nicht (siehe auch Checkliste S. 19).

Herzinfarkt, Schlaganfall und Co. – drohende Folgen des Übergewichts

Abnehmen ergibt deshalb Sinn, weil Übergewicht dramatische Folgen haben kann. Das Risiko für verschiedene Krankheiten ist bei sehr Dicken teilweise deutlich erhöht. An der Ansammlung bestimmter Symptome erkennen Mediziner Risikopatienten für Herz-Kreislauf-Krankheiten wie Herzinfarkt und Schlaganfall. Ärzte nennen diese Ansammlung das metabolische Syndrom.

Gemeinsam mit Ihrem Arzt können Sie herausfinden, ob Sie zu dieser Risikogruppe gehören. Er untersucht dafür Ihre Blutfettwerte, den Blutzuckerwert und misst den Blutdruck, dies alles nicht nur einmal, sondern mehrmals in bestimmten Abständen. Sollten diese Werte mehrfach nicht normal sein, müssen die zugrunde liegenden Krankheiten diagnostiziert und behandelt werden. Am metabolischen Syndrom leiden Sie, wenn mindestens drei von fünf Kriterien zutreffen (siehe Tabelle rechts).

Ein Auslöser für das metabolische Syndrom ist häufig das Übergewicht. Es ist übrigens normal, dass Sie subjektiv gar nicht unter dem Syndrom leiden, auch wenn Ihr Arzt anderer Meinung ist: Solange die Folgekrankheiten wie Herzinfarkt oder Zuckerkrankheit noch nicht aufgetreten sind, scheint für Sie noch alles in Ordnung zu sein. Trotzdem sollten Sie sich unbedingt behandeln lassen, um sich vor den Folgen zu schützen.

Ihr Körper kommt durch das Übergewicht bei der Kontrolle des Zuckerhaushalts durcheinander. Am Anfang steht die mangelnde Reaktion auf das für den Zuckerhaushalt verantwortliche Hormon

Insulin, am Ende kommt es zum Diabetes mellitus, Typ 2 (Altersdiabetes), der Zuckerkrankheit. Leider wissen Mediziner nicht, wie viel Übergewicht einen Diabetes auslöst, sonst könnte man rechtzeitig mit einer prophylaktischen Therapie beginnen. Was man aber weiß: Nahezu alle Typ-2-Patienten haben einen hohen BMI. Das Risiko für einen Diabetes wird größer, je früher ein Mensch übergewichtig wird. Besonders übergewichtige Kinder, Menschen mit familiärer Vorbelastung, viszeraler Fettverteilung und Kinder von Müttern, die unter Schwangerschaftsdiabetes litten, sind gefährdet.

Metabolisches Syndrom – Definition

Erhöhter Taillenumfang	Männer ≥ 102 cm, Frauen ≥ 88 cm
Erhöhte Triglyzeride (Neutralfette)	≥ 150 mg/dl oder Medikamenteneinnahme zur Behandlung erhöhter Triglyzeride
Niedriges HDL-Cholesterin (ein Blutfett, nüchtern getestet)	Männer < 40 mg/dl, Frauen < 50 mg/dl oder Medikamenteneinnahme zur Behandlung niedrigen HDL-Cholesterins
Bluthochdruck	≥ 130 mmHg systolischer Blutdruck oder ≥ 85 mmHg diastolischer Blutdruck oder Medikamenteneinnahme zur Behandlung bestehenden Bluthochdrucks
Erhöhte Nüchternblutglukose (Blutzucker)	≥ 100 mg/dl oder Medikamenteneinnahme zur Behandlung erhöhter Nüchternblutglukose

Nach: Hauner 2006, Kasper 2004

Ihre Blutfettwerte geraten aus dem Gleichgewicht. Das erwünschte HDL-Cholesterin sinkt, das unerwünschte LDL-Cholesterin steigt, die in hohen Dosen ebenfalls schädlichen Neutralfette (Triglyzeride) steigen an. Darunter leiden Blutgefäße und die Leber. Das Risiko einer Fettleber steigt. Dabei wird das Lebergewebe mehr und mehr mit Fett durchsetzt, schlimmstenfalls kann es zur Leberzirrhose kommen, bei der das Entgiftungsorgan vernarbt und nach und nach seinen Dienst einstellt.

Wissenschaftler gehen davon aus, dass das Fettgewebe für eine ständige entzündungsähnliche Reaktion des Körpers verantwortlich ist, die wiederum das Risiko für andere Krankheiten, besonders an den Blutgefäßen, steigen lässt. Bluthochdruck und Herz-Kreislauf-Krankheiten sind Ursache von Herzinfarkt, Schlaganfall und Herzinsuffizienz. Bluthochdruck ist bei Übergewichtigen bis zu fünfmal häufiger als bei Normalgewichtigen.

Bestimmte Krebsarten werden wahrscheinlicher. Bei der Frau an den Geschlechtsorganen, Niere und Darm, bei den Männern an Prostata, Darm, Gallenblase, Bauchspeicheldrüse, Leber, Niere und Speiseröhre. Gallenblasensteine entstehen, die Gallenblase kann sich zusätzlich entzünden. Saures Aufstoßen aus dem Magen in die Speiseröhre (Refluxkrankheit) schädigt die Schleimhaut und kann Krebs verursachen.

Das Gewicht belastet Ihre Lunge. Ihr fällt der Sauerstoffaustausch schwer, es kommt ab einem Halsumfang von deutlich mehr als 40 cm zu Atemaussetzern im Schlaf (Schlafapnoe). Die Patienten schnarchen laut, atmen dann einige Sekunden nicht, grunzen und atmen normal weiter. Die Schlafapnoe kann zu Schäden an der Lunge, Herzversagen und Herzrhythmusstörungen führen. Am gefährlichsten sind aber durch die Schlafapnoe verursachte Schläfrigkeitsattacken am Tag, etwa beim Autofahren.

Wenig verwunderlich sind die Langzeitschäden an Gelenken. Neben der offensichtlichen Belastung durch das zusätzliche Gewicht gibt es Hinweise auf eine Stoffwechselstörung als Ursache. Denn auch Handgelenke sind betroffen, obwohl sie weniger als Beingelenke unter dem Gewicht leiden. Die Schäden machen sich zuerst durch Schmerzen in den betroffenen Gelenken bemerkbar. Ebenfalls an den Gelenken treten durch hohe Harnsäure verursachte Gichtanfälle auf.

Schließlich sterben stark übergewichtige Menschen früher. Ein knappes Jahrzehnt an Lebenserwartung verliert ein adipöser Vierzigjähriger gegenüber normalgewichtigen Gleichaltrigen. Noch schlimmer wird das durch die typische Gewichtskarriere der Übergewichtigen: Dicke Menschen halten ihr Übergewicht nicht, sondern nehmen immer weiter zu. Damit steigt auch ihr Risiko für die Folgekrankheiten weiter an.

Klassifikation von Übergewicht und Adipositas

	BMI	Krankheitsrisiko (für Diabetes, Bluthochdruck, koronare Herzkrankheit)	
Bauchumfang		Männer ≤ 102 cm Frauen ≤ 88 cm	Männer > 102 cm Frauen > 88 cm
Untergewicht	< 18,5	erhöht für Anorexie/Bulimie	erhöht für Anorexie/Bulimie
Normalgewicht	18,5 – 24,9	nicht erhöht	nicht erhöht
Übergewicht	25 – 29,9	erhöht	hoch
Adipositas	30 – 39,9	hoch/sehr hoch	sehr hoch
Extreme Adipositas	≥ 40	massiv erhöhtes Risiko	massiv erhöhtes Risiko

Nach: Pi-Sunyer 2000

Darauf müssen Kranke achten

Auch wenn Sie jetzt schwer beunruhigt sind, sollten Sie nicht Hals über Kopf versuchen abzunehmen. Sie können Ihrem Körper dadurch ebenso schaden wie durch weiteres Zunehmen. Je dicker Sie sind, desto wichtiger ist es, dass Sie vor dem Abnehmen mit Ihrem Arzt darüber sprechen.

Ihr Körper hat sich in langer Zeit auf Ihr Körpergewicht eingestellt, damit umzugehen gelernt und versucht, seinen normalen Stoffwechsel so gut er kann aufrechtzuerhalten. Wenn Sie durch überstürztes Abmagern, Flüssigkeitsverlust oder übertrieben viel Sport das mühsam erreichte Gleichgewicht Ihres Stoffwechsels durcheinanderbringen, können Sie Ihren Körper damit überfordern.

Leiden Sie an irgendwelchen Krankheiten? Dann sollten Sie unbedingt vor dem Abnehmen mit Ihrem Arzt bzw. Ihren Ärzten darüber sprechen. Das gilt für Krankheiten an nahezu allen Organen: Bauchspeicheldrüse, Darm, Gallenblase, Gehirn, Herz, Leber, Lunge, Nieren. Denken Sie insbesondere auch an Ihre chronischen Krankheiten: Allergien, Asthma, Diabetes, Krebs, psychische Krankheiten.

Ab einem BMI von 30 sollten Sie mit Ihrem Hausarzt sprechen, bevor Sie sich ans Abnehmen machen.

Sprechen Sie nicht nur mit Ihrem Hausarzt, sondern auch mit anderen Therapeuten, die Sie behandeln, über Ihren Abnahmewunsch. Denn nur, wenn alle über Ihren Plan Bescheid wissen, können sie Ihnen die richtigen und in bestimmten Fällen lebensnotwendigen Ratschläge erteilen. Es ist wie immer in der Medizin: Ein Arzt kann Sie nur dann gut behandeln, wenn er von Ihnen umfassend informiert wird. Ein unbedingtes Muss ist ein Gespräch mit Ihrem Arzt, wenn Sie Medikamente einnehmen. Deren Wirkung kann vom Abnehmen beeinflusst werden. Um keine Nebenwirkungen herauszufordern, sollten Sie mit Ihrem Arzt überlegen, ob Dosierungen angepasst werden müssen oder der Wechsel zu einem anderen Medikament notwendig ist.

Setzen Sie sich realistische Ziele

Kennen Sie jemanden in Ihrem Bekanntenkreis, dem es gelungen ist, die Hälfte seines Körpergewichts abzunehmen? Vorher wog er bestimmt 150 Kilogramm, hinterher war er normalgewichtig? Bestimmt, jeder kennt so jemanden. Auf diesen Beispielen beruhen auch allerlei Wunderdiäten, mit denen Sie Ihr Traumgewicht ganz bestimmt in kurzer Zeit erreichen sollen, wenn Sie sich nur an strikte

Regeln halten. Bei näherem Hinsehen entpuppen sich die Versprechen allerdings als nicht haltbar. Was der Erfinder der jeweiligen Diät immer mit Ihrem mangelnden Erfolgswillen oder Durchhaltevermögen begründen kann. Und Ihr Bekannter, der hat nach einem halben Jahr auch schon wieder ordentlich zugelegt.

So viel Gewicht können Sie verlieren

Wissenschaftler wissen aufgrund der Ergebnisse großer Studien relativ genau, wie viele Pfunde Abnahmewillige realistisch verlieren können. Die Deutsche Adipositas-Gesellschaft gibt in ihren Leitlinien zur Behandlung der Adipositas für das Jahr 2006 ernüchternd niedrige Werte als offizielle Erfolgskriterien vor: Wenn Sie es schaffen, fünf Prozent des Ausgangsgewichts zu verlieren und diesen Wert über ein Jahr zu halten, dann dürfen Sie sich dafür schon gratulieren. Besonders das Halten des Gewichts stellt sich mehr und mehr als die eigentliche Schwierigkeit heraus: Abnehmen ist schwer genug, nicht zuzunehmen harte Arbeit. Dazu gehören unter anderem eine ausgewogene Ernährung, körperliche Aktivität und eine regelmäßige (Selbst-)Kontrolle. Tipps für eine ausgewogene Ernährung finden Sie z.B. bei der Deutschen Gesellschaft für Ernährung (DGE).

Die Deutsche Gesellschaft für Ernährung (DGE)

Die DGE ist ein Verein, der in Deutschland die Ernährungswissenschaft unterstützt und ihre Erkenntnisse der Öffentlichkeit zugänglich macht. Sie berät über eine **vollwertige Ernährung** und will so die Gesundheit der Bevölkerung fördern. Die DGE ist **unabhängig von Unternehmen** und wird ausschließlich aus staatlichen Mitteln und Eigeneinnahmen finanziert. Von der DGE gibt es verschiedene Materialien, die über die Homepage der DGE abgerufen werden können: http://www.dge.de.

Das bringt Ihnen die Wissenschaft

Wissenschaftliche Ergebnisse gelten als absolute Wahrheiten. Brotaufstrich und Zahncreme müssen ein hübsches Siegel tragen, damit wir sie kaufen. Bei Diäten ist es das Gleiche: Sind sie wissenschaftlich geprüft, unterstellen wir ihnen besondere Wirksamkeit. Leider ist das ein Fehlschluss. Wissenschaftliche Studien sind wichtig, garantieren aber keine tollen Ergebnisse.

Mit Übergewicht und Ernährung beschäftigen sich verschiedene Fachleute: Mediziner, Psychologen, Ernährungswissenschaftler. Alle diese Wissenschaftler untersuchen übergewichtige Menschen aus sehr eigenen Motiven: Mediziner interessieren sich für kranke Menschen. Psychologen interessiert das Verhalten der Menschen und wie es von der Umwelt beeinflusst wird. Ernährungswissenschaftler beschäftigen sich mit dem, worum es hier die ganze Zeit geht: Lebensmittel, Nährstoffe, Kalorien und Essen. Zu Ernährungsberatern weitergebildete Ökotrophologen können Ihnen als Ansprechpartner beim Abnehmen zur Seite stehen.

Wie Wissenschaftler Studien erstellen

Mediziner und Psychologen untersuchen viele Dinge in epidemiologischen Studien: Sie nehmen eine Gruppe von Menschen und beobachten eine bestimmte Eigenschaft dieser Menschen. Dabei teilen sie die Gruppe in mindestens zwei Untergruppen, der einen geben sie beispielsweise ein Medikament, der anderen nur ein Scheinmedikament (Placebo). Am Ergebnis sehen sie dann, ob die Arznei besser wirkt als das Placebo. Am aussagekräftigsten sind diese Studien, wenn sie doppelblind und randomisiert durchgeführt werden. Doppelblind bedeutet, dass weder der Arzt noch der Patient weiß, ob die Testperson das echte Medikament oder das Placebo bekommt. Randomisiert bedeutet, dass ein Zufallsgenerator entscheidet, welcher Patient welche Behandlung bekommt. Wie diese klinischen Studien am besten durchgeführt werden und worauf geachtet werden muss, damit beschäftigt sich eine eigene Wissenschaft, die Epidemiologie. Wenn Studien gewissenhaft geplant und strenge Regeln befolgt werden, können hinterher auch sichere Schlüsse aus den Ergebnissen gezogen werden.

Die Medizin wendet sich immer mehr der Evidence-Based-Medicine (EBM) zu. Ihre Vertreter fordern, Patienten nur mit solchen Methoden zu behandeln, deren Wirksamkeit auf der Grundlage wissenschaftlicher Untersuchungen auch belegt ist. Ärzte sind verpflichtet, sich an den Stand der Wissenschaft zu halten, der nach strengen methodischen Regeln ermittelt wird.

Nicht auf jede Studie kann man sich verlassen!

Studien zum Thema Übergewicht und Abnehmen finden unter erschwerten Bedingungen statt. Denn wie kann man genau messen, was und wie viel ein Studienteilnehmer isst? Aufgrund dieses Problems sind die Ergebnisse vieler Studien nicht eindeutig auszulegen: Je unzuverlässiger die Daten, desto mehr Spielraum lassen sie bei der Auswertung. Am Ende guter Studien, das heißt solcher mit zuverlässigen Daten, stehen hingegen klare Aussagen. Qualitativ hochwertige Studien zum Thema Abnehmen sind selten. Meistens müssen

Etwas wissenschaftlich zu untersuchen bedeutet, Methoden zu vergleichen und offen zu sagen, was getan wurde. So können andere Wissenschaftler die Studien unter gleichen Bedingungen wiederholen und die Ergebnisse so überprüfen.

Forscher sich auf das verlassen, was ihre Probanden in einem Ernährungsprotokoll aufschreiben: In der Regel schätzen die Studienteilnehmer, was sie an Nahrung zu sich nehmen. Dabei geben besonders übergewichtige Menschen – ohne es zu wollen – weniger als das tatsächlich Gegessene an. Dass die Angaben über die aufgenommene Nahrung häufig falsch sind, wissen Forscher aus einfachen Versuchen: Wissenschaftliche Mitarbeiter wogen die Nahrungsmittel der Probanden vor und nach deren Mahlzeiten und fanden Unterschiede zu den Angaben in den Ernährungsprotokollen.

Wissenschaftliche Erkenntnisse sorgen nicht für beschleunigtes oder besonders wirksames Abnehmen. Nur weil etwas wissenschaftlich untersucht wird, heißt das noch lange nicht, dass es auch wirksam ist. Häufig ist es genau umgekehrt. Die Untersuchungen zeigen eher, wie Abnehmen nicht funktioniert.

Viele Forscher bemängeln, dass zu viel am falschen Ende der Ernährung geforscht wird: beim Menschen. Sie betonen, dass alle Studienergebnisse auf die Umwelt als den Hauptschuldigen für unsere Übergewichtsprobleme hinweisen. Trotzdem gibt es nur sehr wenige Studien, die das komplizierte Zusammenspiel von Umwelt und Mensch untersuchen. Kosten und Dauer – gute Studien laufen über Monate, Jahre oder gar Jahrzehnte – solcher Untersuchungen schrecken Forscher und Geldgeber wie Regierungen und Stiftungen ab, sie durchzuführen.

Immerhin eines haben die Wissenschaftler herausgefunden: Sie wissen, was beim Abnehmen nicht funktioniert. Studien haben vor allem vermeintliche Wunderdiäten der Nutzlosigkeit überführt. Die von Medizinern als effektiv eingeschätzten Methoden bringen fünf bis höchstens zehn Prozent des Körpergewichts an Gewichtsverlust über einen längeren Zeitraum. Am sichersten ist das Abnehmen, wenn Sie jede Woche etwa ein halbes Kilo verlieren. Was dabei herauskommt, ist für die meisten Menschen leider nicht befriedigend.

Ihr Körper wehrt sich mit vielen Mitteln, die wir noch nicht verstehen, gegen Eingriffe in sein Gewicht. Das ist auch verständlich: Es hängt mit praktisch allen Lebensvorgängen zusammen. Weil ohne Energie aus der Nahrung ebenso wie ohne Sauerstoff aus der Luft kein Leben möglich ist, hat der Körper etwas dagegen, wenn wir an dieser Stellschraube drehen. Komplexe Vorgänge kennzeichnen die Kommunikation im Körper. Wenn Forscher die Auswirkungen einzelner Veränderungen der Ernährung untersuchen, können sie kaum sicher sein, dass allein ihre Eingriffe zum Zu- oder Abnehmen der Testperson geführt haben.

Die Ergebnisse der Forscher: Weg mit Schuldzuweisungen und vielen Diäten!

Trotz aller Unzulänglichkeiten der Forschung ist es doch möglich, die Ergebnisse der Wissenschaft beim Abnehmen zu nutzen. Denn die Untersuchungen haben zumindest etliche Diäten entlarvt: Die unterschiedlichen Glaubensrichtungen im Diätbereich beruhen auf nicht viel mehr als fixen Ideen schlauer Vermarkter. Mit den Erkenntnissen der Wissenschaft verhindern Sie eine Mangelernährung und können dauerhaft abnehmen.

Forscher achten bei ihren Empfehlungen auf die Minimalanforderungen der Ernährung. Halten Sie sich an ihre Vorgaben, sind Sie sicher mit den lebenswichtigen Nährstoffen versorgt.

Darüber hinaus sorgen die Erkenntnisse aus der Wissenschaft dafür, verquere Schuldzuweisungen aus den Köpfen der Menschen zu verdrängen. Dicke gelten vielen als undiszipliniert, maßlos und zu faul, etwas an ihrem Verhalten zu ändern – sie sind doch selbst schuld an ihrem Übergewicht! Eben nicht. Je mehr wir vom Übergewicht verstehen, desto klarer wird, wie unser Verhalten zwischen Umwelt, Gelerntem und Steuerungsversuchen des Gehirns eingepfercht ist. Selbstverständlich gibt es die sprichwörtliche Couchpotato, die den ganzen Tag vor dem Fernseher sitzt. Doch irgendwann wird die

Mehrheit der Menschen hoffentlich verstehen, dass diese Couchpotato ebenso wie alle anderen Dicken weder aus Lust am Dicksein noch aus Freude an Disziplinlosigkeit, Maßlosigkeit und Faulheit dick ist.

Was der Körper mit dem Essen macht

Etwa die Hälfte bis zwei Drittel unseres Energiebedarfs macht der Grundumsatz aus. Er ist das Minimum an Energie, das unser Körper braucht, um die lebenswichtigen Organe in Gang zu halten – und er ist nicht beeinflussbar. Hinzu kommt der Verbrauch durch zusätzliche Muskelarbeit: nicht nur Sport, sondern auch Essen, Stehen und Reden. Und besondere Umstände verlangen vermehrt Energie: Wachsen, Schwangerschaft, Stillen, Krankheiten. Diese Situationen bedeuten Stress für unseren Körper, der vermehrt Ressourcen fordert.

So viel Energie brauchen Sie

Theoretisch könnten Sie Ihren Grundumsatz messen lassen. Das ist aber sehr aufwendig und wird in der Praxis deshalb nicht gemacht. Stattdessen hilft man sich mit Berechnungen anhand von Tabellen, die auf Durchschnittswerten basieren. Die Höhe des Grundumsatzes hängt von der fettfreien Körpermasse ab, also vor allem von den Muskeln. Das erklärt auch, warum Männer etwa zehn Prozent mehr Energie brauchen als Frauen: Sie haben mehr fettfreie Körpermasse. Im Alter nimmt sie bei beiden Geschlechtern ab, deshalb brauchen alte Menschen weniger Energie.

Wie viel Energie Sie brauchen, finden Sie am einfachsten und zuverlässigsten heraus, indem Sie sich regelmäßig wiegen und aufzeichnen, was Sie essen und trinken.

Im Alltag können Sie sich mit Mittelwerten des Grundumsatzes behelfen. Diese Werte sollen Ihnen aber nur eine ungefähre Größenordnung liefern. Sich nach diesen Tabellenwerten Ihren persönlichen täglichen Kalorienbedarf auszurechnen, ergibt keinen Sinn. Nicht nur, weil es sich um Standardwerte handelt, die mit Hilfe großer Gruppen Normalgewichtiger ausgerechnet wurden. Sondern auch, weil aus Versuchen bekannt ist, dass wir unser Essverhalten nicht täglich am Kalorienbedarf ausrichten, sondern eher über Wochen ausgeglichen Energie aufnehmen. Würden Sie also versuchen, jeden Tag genau die richtige Menge zu essen, müssten Sie zwangsläufig scheitern.

Eine Kilokalorie (kcal) entspricht 4,184 Kilojoule (kJ).

Weil es trotzdem sehr wohl sinnvoll sein kann, zu wissen, dass die Chipstüte mit ihren 1200 Kilokalorien meinem halben täglichen Energiebedarf entspricht und damit Sie eine Vorstellung bekommen, was normal ist, finden Sie unten ein paar Standardwerte für Normalgewichtige. Beachten Sie bitte, dass normal ein relativer Ausdruck ist – normal ist dieses Gewicht für einen durchschnittlich großen Menschen. Neben der Größe beeinflussen zudem viele individuell verschiedene Faktoren den Bedarf: etwa Infekte, Körpertemperatur, die Phasen der Regel bei Frauen, genetische Varianten oder die Schilddrüsenfunktion. Der Durchschnittsmann wiegt 70 Kilogramm und ist etwa 1,70 Meter groß, die Durchschnittsfrau wiegt 60 Kilogramm und ist etwa 1,60 groß. Wissenschaftler gehen davon aus, dass ein 18-jähriger Durchschnittsmann etwa 1800 Kilokalorien (kcal) pro Tag an Grundumsatz verbraucht, ein gleich schwerer 75-Jähriger nur noch 1400 Kilokalorien. Eine 18-Jährige dagegen benötigt 1600 Kilokalorien, eine gleich schwere 75-Jährige noch 1300 Kilokalorien.

Ob der Energieverbrauch oder auch der Energiegehalt von Nahrungsmitteln in Kilokalorien oder Kilojoule (kJ) angegeben wird, ist für Laien Geschmackssache. Profis sollten laut internationalen Standards nur mit Kilojoule arbeiten. Tatsächlich sind die Kilokalorien den meisten Menschen vertrauter. Wie viele Kilokalorien oder Kilojoule in einem Nahrungsmittel enthalten sind, ist auf fast jeder Verpackung aufgedruckt.

Grundumsatz unter Berücksichtigung von Geschlecht, Alter und Körpergewicht

Alter	Körpergewicht Kilogramm (kg)		Grundumsatz Kilokalorien (kcal/Tag)	
	M	W	M	W
15 – 19	67	58	1820	1460
19 – 25	74	60	1820	1390
25 – 51	74	59	1740	1340
51 – 65	72	57	1580	1270
über 65	68	55	1410	1170

Nach: DGE 2000

Weil zum Energiebedarf auch die körperliche Aktivität gehört, wird zum Grundumsatz das Physical-Activity-Level (physikalisches Aktivitätsniveau, PAL) bestimmt. Das PAL ist ein von der Weltgesundheitsorganisation (WHO) eingeführter Faktor, der mit dem Grundumsatz multipliziert den Tagesbedarf an Energie ergibt.

So berechnen Sie Ihren Tagesbedarf:
Tagesbedarf = Grundumsatz x Physical-Activity-Level

Für die Werte des PAL gibt es ebenso wie für den Grundumsatz eine Tabelle, in der Sie sich selbst einordnen können, um Ihren Energiebedarf in etwa schätzen zu können.

Physical-Activity-Level (PAL) bei verschiedenen Berufs- und Freizeittätigkeiten von Erwachsenen		
Arbeitsschwere und Freizeitverhalten	**PAL**	**Beispiele**
ausschließlich sitzende oder liegende Lebensweise	1,2	alte, gebrechliche Menschen
ausschließlich sitzende Tätigkeit mit wenig oder keiner anstrengenden Freizeitaktivität	1,4 – 1,5	Büroangestellte, Feinmechaniker
sitzende Tätigkeit, zeitweilig auch zusätzlicher Energieaufwand für gehende und stehende Tätigkeiten	1,6 – 1,7	Laboranten, Kraftfahrer, Studierende, Fließbandarbeiter
überwiegend gehende und stehende Arbeit	1,8 – 1,9	Hausfrauen, Verkäufer, Kellner, Mechaniker, Handwerker
körperlich anstrengende berufliche Arbeit	2,0 – 2,4	Bauarbeiter, Landwirte, Waldarbeiter, Bergarbeiter, Leistungssportler

Nach: DGE 2000

Die Energielieferanten

Einigkeit herrscht wohl lediglich darüber, dass Alkohol für die Ernährung nicht notwendig ist. Was alle anderen Energielieferanten des Körpers betrifft, so wird heftig darüber gestritten, wer welche Menge Kohlenhydrate, Proteine, Fette oder Ballaststoffe braucht. Die erbitterte Diskussion über »Low Fat« (wenig Fett) oder »Low Carb« (wenig Kohlenhydrate) der vergangenen Jahre drehte sich darum. Fachgesellschaften weltweit, in Deutschland die DGE, versuchen, mit wissenschaftlichen Methoden herauszufinden, was eine »gesunde Ernährung« ist und wie man sie erreichen kann. Auf der DGE-Website schlüsselt z. B. ein Ernährungskreis auf, wie viel Energie aus den verschiedenen Lieferanten gewonnen werden sollte: ein Drittel aus Fett, ein Fünftel aus Eiweiß und die Hälfte aus Kohlenhydraten.

Die Lebensmittelpyramide der DGE

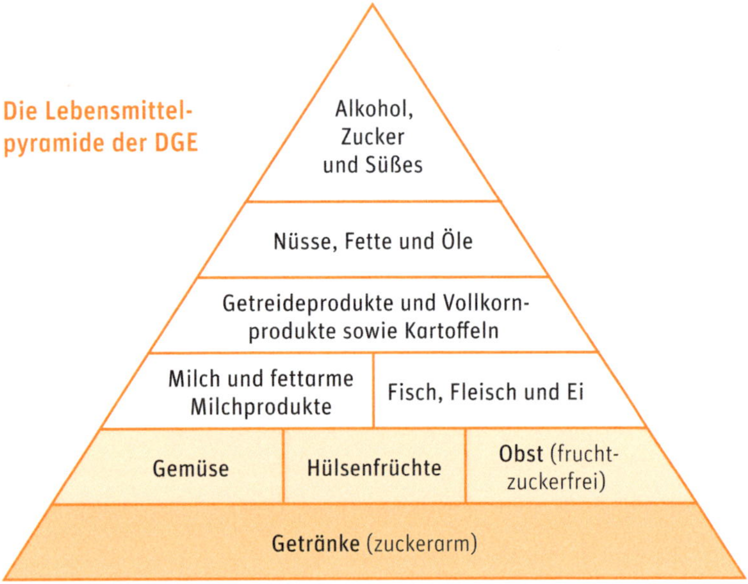

Die zehn Regeln der DGE

1. Vielseitig essen
2. Reichlich Getreideprodukte und Kartoffeln essen
3. Gemüse und Obst – fünf Portionen am Tag
4. Täglich Milch und Milchprodukte; ein- bis zweimal in der Woche Fisch; Fleisch, Wurstwaren sowie Eier in Maßen
5. Wenig Fett und fettreiche Lebensmittel
6. Zucker und Salz in Maßen
7. Reichlich Flüssigkeit
8. Schmackhaft und schonend zubereiten – mit wenig Fett
9. Nehmen Sie Sich Zeit, genießen Sie Ihr Essen.
10. Achten Sie auf Ihr Gewicht und bleiben Sie in Bewegung.

Proteine – am besten tierische

Proteine, also Eiweiße, sind aus Aminosäuren aufgebaut. Die langen Ketten aus mehreren hundert Aminosäuren sind Bestandteil aller Zellen im menschlichen Körper. Die Proteine sorgen dafür, dass unsere Muskeln sich verkürzen können, stützen unser Bindegewebe, formen unsere Haare und Nägel, bilden unsere Knochen. Der Körper macht aus Aminosäuren seine Enzyme und einen Teil seiner Hormone, die praktisch alle Vorgänge im Körper begleiten. Die Aminosäuren enthalten viel Stickstoff, den der Körper ebenfalls braucht. Sie transportieren Sauerstoff im Blut und bilden die Waffen unseres Immunsystems. In Mangelphasen gewinnt der Körper aus ihnen Energie. Werden sie abgebaut, entsteht giftiger Ammoniak, der von der Leber zum ungiftigen Harnstoff verarbeitet und über die Niere mit dem Urin ausgeschieden wird. Ohne Proteine kann der Körper nicht leben.

Wichtig ist für den Körper die Qualität der gegessenen Proteine. Von den zwanzig Aminosäuren, aus denen der Körper seine eigenen Proteine aufbaut, kann er neun nicht selbst herstellen und muss sie deshalb aus der Nahrung holen.

Dabei ist ein Nahrungsmittel umso hochwertiger, je mehr dieser unentbehrlichen Aminosäuren es enthält. Wenn ich ein Nahrungsmittel mit vielen unentbehrlichen Aminosäuren (z. B. Fleisch, Fisch oder Hülsenfrüchte) esse, dann muss ich davon sehr wenig essen, damit ich meine benötigte Menge an unentbehrlichen Aminosäuren zu mir nehme. Tierische Eiweiße sind hier pflanzlichen Eiweißen überlegen.

Nichtsdestotrotz kann man mit einer ausgewogenen vegetarischen Ernährung alle benötigten Aminosäuren bekommen. Das gelingt übrigens mit einer veganen Ernährung nicht. Für Kinder sind solche Ernährungsformen sogar lebensgefährlich.

Die großen Proteine werden in Magen und Dünndarm zerlegt, damit sie von Darmzellen aufgenommen werden können. Als einzelne Aminosäuren gelangen sie dann mit dem Blut in die Leber, anschließend stehen sie dem Körper zur Verfügung.

Empfohlen werden etwa 0,8 Gramm Protein pro Kilogramm Körpergewicht und Tag – großzügig gerechnet, da der genaue Bedarf nicht bekannt ist. Bei einer ausgewogenen Ernährung kommen knappe zehn Prozent der Nahrungsenergie aus Eiweißen. In Deutschland nehmen wir aber durchschnittlich deutlich mehr als die empfohlene Menge zu uns. Schwangere brauchen ab dem vierten Monat etwas mehr Protein, etwa zehn Gramm mehr am Tag.

Cholesterin

Ohne Cholesterin funktioniert die Hülle unserer Zellen nicht, die Zellmembran. Zu viel Cholesterin begünstigt aber Gefäßverkalkungen, die zu Herzinfarkten und Schlaganfällen führen. Wir nehmen zu viel Cholesterin auf, wenn wir uns **sehr fettreich und mit vielen tierischen Produkten** ernähren. Nicht alle Arten des Cholesterins sind aber unerwünscht. Es gibt verschiedene Arten von Cholesterintransportern, die im Blut gemessen werden können. **HDL** (High Density Lipoprotein) ist erwünscht, weil es überschüssiges Cholesterin aus dem Körper einsammelt und zur Leber zurückbringt, und so die Gefäße vor zu viel Cholesterin schützt. **LDL** (Low Density Lipoprotein) gilt als schlecht, weil es Cholesterin zu den Organen transportiert und zu viel LDL die Gefäße schädigt. Wenn Sie die Cholesterinaufnahme senken, sinkt auch Ihr Risiko für Herz-Kreislauf-Krankheiten.

Unser größter Energiespeicher: Fett

Fett ist unser effektivster Energiespeicher. Leber und Muskeln speichern zusammengenommen nur etwa 400 Gramm Kohlenhydrate in Form von Glykogen, Energie, mit der ein 70 Kilogramm schwerer Durchschnittsmensch gerade 24 Stunden leben kann. Demselben

Menschen stehen dagegen mehr als acht Kilogramm Fett zur Verfügung, das reicht bei durchschnittlichem Energieverbrauch nahezu 40 Tage. Fett hat einen fast doppelt so hohen Brennwert wie Proteine und Kohlenhydrate, das heißt, ein Gramm Fett liefert doppelt so viel Energie wie ein Gramm Protein oder Zucker. Fett bildet die Hülle unserer Körperzellen, besonders das Cholesterin ist für sie entscheidend. Außerdem speichert es unsere Körperwärme und schützt unsere inneren Organe.

Ist der Darm gesund, gelangen fast 100 Prozent der Nahrungsfette auch ins Blut. Der wichtigste Bestandteil der Fette sind die Fettsäuren, von denen in der Ernährungsberatung immer wieder die Rede ist. Fettsäuren sind lange Ketten von Kohlenstoffatomen, bei denen es auf die Zahl der angehängten Wasserstoffatome ankommt: Fehlen an zwei aufeinanderfolgenden Kohlenstoffatomen Wasserstoffatome, so spricht man von einer (an Wasserstoffatomen) »ungesättigten« Fettsäure. Je nach Zahl der fehlenden Wasserstoffatome ist die Fettsäure einfach, zweifach oder dreifach ungesättigt. Das verändert ihre Eigenschaften. Während unser Körper gesättigte Fettsäuren selbst herstellen kann, gibt es ungesättigte Fettsäuren, die wir über die Nahrung aufnehmen müssen.

Fettreiches Essen ist beliebt, weil Geschmack und Aroma vom Fett transportiert werden. Und die fettlöslichen Vitamine A, D, E und K müssen zusammen mit fetthaltiger Nahrung gegessen werden, damit der Körper sie aufnehmen kann.

Fett ist in Verruf geraten, weil verschobene (zu viel LDL-, zu wenig HDL-Cholesterin) Blutfettwerte, Dickdarmkrebs und Gefäßverkalkungen zunehmen, je mehr Fett wir essen. Obwohl 30 Prozent Fett in der Nahrung ausreichen würden, nehmen wir tatsächlich durchschnittlich zwischen 35 und 40 Prozent der Energie in Form von Fett zu uns. Gefährlich sind vor allem die versteckten Fette in

Wurst, Käse und Fertiggerichten, nur etwa ein Drittel des Fettes nehmen wir als solches erkennbar zu uns, etwa in Form von Butter oder Margarine.

Nicht alle Fette sind schlecht für den Körper, es kommt vor allem auf die Qualität des gegessenen Fetts an. Besonders wertvoll für den Körper sind die mehrfach ungesättigten Fettsäuren, die er nicht selbst herstellen kann. Nehmen Sie etwa ein Drittel Ihrer Energie als Fett zu sich. Achten Sie darauf, wiederum nur ein Drittel des Fetts in Form gesättigter Fettsäuren (z. B. tierische Fette in Fleisch, Butter oder Milchprodukten) zu essen, zwei Drittel dagegen als ungesättigte Fettsäuren vor allem aus Pflanzen.

Übrigens: Auch wenn Sie sparsam mit Fett umgehen, brauchen Sie sich keine Sorgen darüber zu machen, dass Sie nicht ausreichend mit essenziellen Fettsäuren versorgt würden: Bei einer durchschnittlichen mitteleuropäischen Ernährung ist das kaum möglich.

Die schnellen Energielieferanten: Kohlenhydrate

Kohlenhydrate bestehen, wie ihr Name sagt, hauptsächlich aus Kohlenstoff und Wasserstoff, zusätzlich noch aus Sauerstoff. Sie kommen vor allem in Pflanzen vor. Zu ihnen gehören alle Zuckerarten, Stärke und praktisch alle Ballaststoffe. Sie sollten mit über 50 Prozent den Hauptanteil der Nahrungsenergie ausmachen, der jedoch bei uns mit durchschnittlich etwa 40 Prozent nicht erreicht wird.

Empfehlenswert sind Kohlenhydrate vor allem aus pflanzlichen, stärkehaltigen und ballaststoffreichen Quellen, also etwa aus Getreideprodukten (Nudeln, Brot), Obst und Gemüse.

Weniger geeignet sind kohlenhydratreiche, aber nährstoff- und vitaminarme Lebensmittel, wie z. B. viele Fertigprodukte (Fertigmahlzeiten, Tütensuppen, Konserven, Fast-Food etc.). Sie enthalten meist große Mengen künstlich zugesetzten Zuckers und sind außerdem häufig sehr fettreich.

Hauptsächlich sollten Polysaccharide gegessen werden, die vor allem in Vollkornprodukten enthalten sind. Mono- und Disaccharide wie Kristallzucker oder Fruchtzucker sollten dagegen so sparsam wie möglich eingesetzt werden.

Kohlenhydrate sind in Form des Blutzuckers Glukose vor allem für die schnelle Energiezufuhr wichtig, während die Fettspeicher mit Energie aus Fettsäuren aufgefüllt werden. Erst, wenn Sie mehr als 400 bis 500 Gramm Kohlenhydrate pro Tag aufnehmen, beginnt Ihr Körper, auch diese in Fettsäuren umzubauen und als Fett zu speichern. Mehr als 400 Gramm Kohlenhydrate nimmt man normalerweise jedoch nicht zu sich. Ansonsten dienen etwa 140 Gramm am Tag dem Gehirn als Brennstoff, weitere 40 Gramm brauchen die roten Blutkörperchen, die Erythrozyten. Selbst wenn dem Körper gar keine Kohlenhydrate zur Verfügung gestellt werden, kann er aus Aminosäuren, Laktat und Glyzerin etwa 130 Gramm am Tag herstellen. Wird länger gefastet, kann er den Energiebedarf des Gehirns, das nur Glukose verarbeiten kann, aus Ketonkörpern decken, wofür Proteine verbraucht werden.

Bieten vielfältigen Schutz: Ballaststoffe

Ballaststoffe sind Fasern in den Nahrungsmitteln, die vom Körper selbst nicht abgebaut werden können. Sie werden aber von im Darm lebenden Bakterien teilweise zu Fettsäuren abgebaut, die wiederum aufgenommen werden und Energie liefern. Ein hoher Verzehr von Ballaststoffen soll z. B. vor Darmverschlüssen, Dickdarmkrebs, Gallensteinen und zu hohen Cholesterinwerten schützen. Bevorzugt sollten diese Ballaststoffe aus Vollkorngetreide, Obst, Kartoffeln und Gemüse stammen.

Die DGE empfiehlt mindestens 30 Gramm Ballaststoffe pro Tag. Doch was soll man sich darunter vorstellen? Wenn Sie sich an die Faustregel halten, viel Obst und Gemüse (beides sehr ballaststoffreich) und wann immer es geht Vollkornprodukte (ebenfalls ballaststoffreich) zu essen, sind Sie jedenfalls auf dem richtigen Weg. Praxistauglich ist auch die DGE-Empfehlung, fünfmal am Tag eine Portion Obst oder Gemüse zu essen.

Alkohol: Energie ohne Nutzen

Alkohol ist für die Ernährung nicht notwendig und für Ihre Gesundheit auch nicht förderlich. Es gibt die viel zitierten Studien, die geringen Mengen Alkohol eine positive Schutzwirkung für das Herz-Kreislauf-System bescheinigen. Die Gefahren des Alkohols und insbesondere der Alkoholsucht verbieten es, Alkohol zum Schutz vor Krankheiten zu empfehlen. Rob Jackson von der University of Auckland warnte 2005 im Fachmagazin *Lancet*: »Glauben Sie nicht, dass es einen Bereich gibt, in dem der Gesundheitsgewinn durch Alkohol größer ist, als durch ihn verursachte Schäden.« Abgesehen davon lassen sich die Risiken für Krankheiten auch ohne Alkohol in den Griff bekommen.

Sie können schon etwas für Ihr Gewicht erreichen, wenn Sie beim Alkohol Kompromisse machen. Ersetzen Sie das Bier nach dem Sport durch ein alkoholfreies Bier oder trinken Sie statt eines dunklen Rotweins eine Weißweinschorle zum Essen.

Als verträgliche Menge gelten zehn Gramm Alkohol für Frauen an einem Tag und 20 Gramm für Männer, jeweils aber nicht jeden Tag. 20 Gramm entsprechen etwa einem halben Liter Bier oder einem Viertel Liter Wein. Nicht vergessen sollten Sie den Energiegehalt: Ein Bier (0,5 Liter) enthält knapp 200 Kilokalorien, ein Glas schwerer Rotwein (0,1 Liter) immerhin 80 Kilokalorien.

Weitere lebenswichtige Stoffe

Neben Energie holt sich der Körper aus der Nahrung Bausteine, die er für Stoffwechselvorgänge braucht und nicht selbst herstellen kann: Wir bestehen zu großen Teilen aus Wasser und müssen ausreichend trinken. Mineralstoffe benötigen wir für verschiedenste Aufgaben.

Ohne Vitamine kein Leben

Vitamine sind Stoffe, die unser Körper nicht selbst herstellen kann, aber unbedingt benötigt. Sie erfüllen eine Vielzahl unterschiedlicher Aufgaben im Stoffwechsel. Bekannt ist vor allem ihre Schutzfunk-

Fettlösliche Vitamine		
Kurzname	Klarname	Aufgaben
A	Retinol, Axerophthol, α-Carotin	Wachstum, Immunsystem, Haut, Schleimhaut, Sehen, Antioxidanz
D	Cholecalciferol, Ergocalciferol	Kalzium-, Phosphatstoffwechsel
E	verschiedene Tocopherole	Antioxidanz
K	Phyllochinon, Menachinon	Blutgerinnung
Wasserlösliche Vitamine		
Kurzname	Klarname	Aufgaben
B_1	Thiamin	Energiestoffwechsel
B_2	Riboflavin	Energiestoffwechsel
B_6	Pyridoxin	Aminosäurestoffwechsel, Nervensystem, Immunsystem, Hämoglobinbildung
Niacin	Nikotinsäure, Nikotinsäureamid	Energiestoffwechsel
B_{12}	verschiedene Cobalamine	Fettsäurestoffwechsel, Folsäurestoffwechsel
C	Ascorbinsäure	Antioxidanz, Medikamentenstoffwechsel
	Biotin	Energiestoffwechsel
	Pantothensäure	Energiestoffwechsel
	Folsäure	Zellteilung, -bildung, neurologische Entwicklung

Nach: DGE 2000, Kasper 2004

tion vor besonders reaktionsfreudigen und dadurch schädlichen Molekülen, den freien Radikalen.

Die fettlöslichen Vitamine A, D, E und K können – im Gegensatz zu den wasserlöslichen – vom Körper gespeichert werden. Doch nicht immer heißt es: je mehr, desto besser. Die beiden Vitamine A und D können in zu großen Dosen aufgenommen auch Vergiftungserscheinungen auslösen, bei Vitamin E gelingt das nur durch Vitaminpräparate. Über die Nahrung zu viel Vitamin K aufzunehmen, ist nicht möglich, eine – schädliche! – Überdosierung mit Vitaminpräparaten theoretisch schon.
Zu große Mengen wasserlöslicher Vitamine werden dagegen einfach ausgeschieden. Zu ihnen gehören die Vitamine Thiamin, Riboflavin, Nikotinsäure, Folsäure, Pantothensäure, Biotin, Pyridoxin, Cobalamin und Ascorbinsäure. Andere Stoffe, die in Nahrungsergänzungsmitteln gerne als Vitamine bezeichnet werden (zum Beispiel Coenzym Q10) sind keine Vitamine und müssen auch nicht zusätzlich von außen zugeführt werden.

Besonders vitaminreich sind sowohl Obst und Gemüse als auch Fleisch und Milch. Viele Vitamine reagieren sehr empfindlich auf Licht, Hitze und Sauerstoff. Das erklärt, weshalb lange Lagerung, Kochen, Braten und Backen Vitamine nach und nach zerstören. Frisches oder Tiefgekühltes dagegen ist meist vitaminreich.

Unverzichtbar: Wasser

Mit dem Wissen, dass Männer zu 60 Prozent und Frauen zu 50 Prozent aus Wasser bestehen, können Sie heute keine Quizshow mehr gewinnen. Doch obwohl die meisten Menschen zwar wissen, dass sie viel trinken müssen, um ihren Wasserhaushalt im Lot zu halten, kommt dieser Nährstoff doch häufig zu kurz.

Viele von uns trinken erst, wenn sie durstig sind. Dabei ist Durst ein ähnliches Warnsignal wie Schmerz, dazu sollte es normalerweise gar nicht kommen. Gewöhnen Sie sich an, regelmäßig zum Essen oder zu festgelegten Zeiten Wasser zu trinken, dann sind Sie auf der

Wie viel Wasser täglich die richtige Menge ist, hängt vom Alter, vom Klima und von der körperlichen Aktivität ab. Bei Erwachsenen sollten es in Mitteleuropa in jedem Fall mehr als ein, eher eineinhalb bis zwei Liter pro Tag sein.

sicheren Seite. Gerade ältere Menschen verlieren häufig ihr Durstgefühl und müssen sich mit festen Gewohnheiten helfen, um nicht zu wenig Flüssigkeit zu sich zu nehmen.

Die Folgen zu geringer Flüssigkeitsaufnahme sind dramatisch und treten bereits nach kurzer Zeit auf: Nach zwei bis vier Tagen können Gifte nicht mehr über den Urin aus dem Körper entfernt werden, das Blut dickt ein, es kommt zum Kreislaufversagen. Wie immer gelten für Kranke andere Regeln: Besonders Nierenkranke müssen eigene Regeln beachten. Sie sollten mit ihrem Arzt über das richtige Trinkverhalten sprechen.

Dieser Abschnitt heißt nicht zufällig »Wasser« statt »Trinken«. Wasser, Tees und mit (Mineral-)Wasser verdünnte Fruchtsäfte (mindestens 50 Prozent Wasser) sind in Ordnung. Wer dagegen meint, seinen Wasserhaushalt mit Cola, Fanta und Co. aufrechterhalten zu müssen, sollte einen Blick auf die Nährwertinformation der einschlägigen Getränke werfen. Bei eineinhalb Liter Cola, unverdünnten Fruchtsäften oder Bier zur Flüssigkeitsaufnahme ist eine Mahlzeit am Tag bereits gegessen. Trinken Sie gelegentlich eine Softdrink-»Light«-Version, wenn Sie auf den süßen Geschmack nicht verzichten wollen.

Oft vergessen: Mineralstoffe

Mineralstoffe sind jene Substanzen, die der Körper braucht, um z. B. Knochen aufbauen zu können oder seinen Salzhaushalt im Gleichgewicht zu halten. Einige Mineralstoffe, z. B. alle Metalle oder Kalium in Bananen, können überdosiert zu Vergiftungserscheinungen führen.

3 Organe, Psyche und Umwelt

Welche Rolle spielen unsere Gene? Was passiert in meinem Körper, wenn ich esse? Wer entscheidet, wann ich was zu mir nehme? Keine dieser Fragen kann heute sicher beantwortet werden. Doch die Wissenschaft kennt wahrscheinliche und mögliche Lösungen. Sie erfahren in diesem Kapitel, was Forscher über die Kommunikation zwischen Gehirn, Magen, Darm und Fett wissen. Und was das für Ihre Ernährung heißt.

Gene beeinflussen unser Gewicht

Nur wenige Schwerkranke können die hundertprozentige Verantwortung für ihr Gewicht den Genen zuschieben. Trotzdem haben bei jedem von uns Gene einen Einfluss auf das Körpergewicht. Sie machen es uns unmöglich, unseren Lebensstil in dem Maße zu beeinflussen, wie wir uns das wünschen. Forscher ordnen den Einfluss der Gene auf unser Körpergewicht sehr unterschiedlich ein: zwischen einem Drittel und zwei Dritteln bewegen sich ihre Schätzungen.

Der amerikanische Wissenschaftler James Neel erfand 1962 den Ausdruck »thrifty gene«, zu Deutsch »geiziges Gen«. Das Zusammenspiel unbekannt vieler Gene richtet laut dieser Theorie seinen Träger darauf aus, so viel Energie wie möglich aus der Nahrung herauszuholen und zu speichern, egal ob diese Energie benötigt wird oder überflüssig ist. Dadurch hatten diese Menschen früher einen Vorteil, weil sie in Hungerphasen besser überleben konnten. In unserer Welt der Supermärkte, Imbissbuden und Rund-um-die-Uhr-Tankstellen kommt es aber nur noch selten zu echtem Hunger. Deshalb nehmen die Träger geiziger Gene in dieser Umgebung nicht nur ein bisschen, sondern massiv zu.

Seltene genetische Fehler

Ansonsten gibt es einige sehr seltene Formen krankhaften Übergewichts, für die einzelne Gene verantwortlich sind. Bei Veränderungen in Genen, die Erbinformation für Hirnbotenstoffe verschlüsseln, kann die Gewichtssteuerung des Körpers ausfallen. Ein besonders krasses Beispiel ist ein neunjähriges Mädchen, dessen Gen für den Botenstoff Leptin an einer Stelle mutiert war. Ein einzelner DNA-Buchstabe ihres Gens war gegen einen anderen ausgetauscht. Das Mädchen war extrem übergewichtig. Die behandelnden Ärzte gaben ihr künstlich hergestelltes Leptin, woraufhin das Mädchen bis zum Normalgewicht abnahm. So eine scheinbar einfache Therapie kommt aber nur bei schwerwiegenden Defekten an einzelnen Genen in Frage. Und auch höchstens dann, wenn ein Ersatzstoff für den kaputten Botenstoff für eine Behandlung verfügbar ist.

Häufiger als Ein-Gen-Krankheiten sind Mutationen verschiedener Gene. Solche Syndrome führen zu übermäßigem Essen, wenn das Steuersystem des Hypothalamus gestört wird. Dieses für die Ernährung entscheidende Hirngebiet steuert das Energiegleichgewicht des Körpers. Die häufigste Krankheit heißt Prader-Willi-Syndrom, etwa eines von 25000 Neugeborenen leidet daran. Die Symptome des Syndroms sind verschiedene Stoffwechselstörungen und als Folge davon eine unstillbare Esssucht.

Umwelt oder Gene?

Bei Untersuchungen von Zwillingen fanden Forscher des amerikanischen National Heart, Lung and Blood Institute 1977 Hinweise darauf, dass Übergewicht innerhalb von Familien genetische Ursachen hat. Untermauert wurden diese Ergebnisse später durch Untersuchungen adoptierter Kinder: Die kommen beim Körpergewicht eher nach ihren biologischen Eltern als nach den Adoptiveltern.

Der Wissenschaftler Claude Bouchard von der Louisiana State University verordnete 1990 zwölf männlichen Zwillingspaaren, die zu Beginn des Experiments gesund und schlank waren, für 100 Tage eine Ernährung, die mehr Energie enthielt, als sie brauchten. Er wollte herausfinden, ob ihre Gene bei der Gewichtszunahme eine Rolle spielten. In ihren Familien war Übergewicht kein Problem. Tatsächlich verhielt sich das Gewicht der Zwillinge untereinander ähnlich, während es bei der Gewichtszunahme unter den Vergleichspaaren – die keine Zwillinge waren – deutliche Unterschiede gab. Damit konnte Bouchard zeigen, dass die Gene mit darüber bestimmen, wie der Körper auf erhöhte Energiezufuhr reagiert.

Die Grenzen des genetischen Einflusses und die Bedeutung der Umwelt wurden nach dem Experiment deutlich: Vier Monate später hatten alle Teilnehmer ihr ursprüngliches Gewicht wiedererlangt. Bouchard führt das auf die Umgebung zurück, in der die

Zwillingspaare wieder ihr gewohntes Essverhalten annahmen. Auch fünf Jahre nach dem Experiment waren die Probanden immer noch normalgewichtig. Vermutlich spielt aber auch dabei der genetische Hintergrund eine Rolle.

Genforscher versuchen auf zwei Arten, an der Gewichtssteuerung beteiligte Gene zu identifizieren. Bei der einen Methode nehmen sich die Wissenschaftler Gene vor, nach deren Vorlage Moleküle hergestellt werden, die an der Esssteuerung beteiligt sind. So können aber nur Gene untersucht werden, deren Bedeutung schon einigermaßen klar ist. Um noch nicht bekannte Gene zu untersuchen, bedienen sich die Forscher komplizierter Methoden, mit deren Hilfe sie das gesamte menschliche Genom nach Orten absuchen, die möglicherweise eine Rolle für die Nahrungsaufnahme spielen. Ein banales, aber schwerwiegendes Problem bei dieser Arbeit: Die dabei entstehenden Datenmengen lassen sich nur mühsam verarbeiten.

Studien geben Hinweise auf einen Zusammenhang zwischen Genen und Gewicht, geben aber keine Antwort auf die grundlegende Frage: Wie viele und welche Gene sind für unser Gewicht entscheidend?

Bereits heute werden sogenannte Gendiäten unter dem wissenschaftlichen Etikett »Nutrigenomik« angeboten. Mit ihrer Hilfe soll zahlungswilligen Kunden gesagt werden, wie sie sich aufgrund ihres Genoms gesund ernähren können. Die *Zeit Wissen*-Autorin Kathrin Burger berichtet von einem entlarvenden Selbstversuch: Sie schickte einem amerikanischen Unternehmen Speichel zur Gendiätanalyse und erhielt eine sehr allgemein gehaltene Ernährungsempfehlung. Die Kosten lagen bei mehreren hundert Dollar. Auch die renommierte Ernährungswissenschaftlerin Hannelore Daniel von der Technischen Universität München hält nichts von diesen Gendiäten: »90 Prozent der Empfehlungen solcher Tests entspre-

Blutgruppendiät

Eine tatsächlich genetisch vorbestimmte Eigenschaft des Menschen, die gerne für Diätratschläge missbraucht wird, ist die Blutgruppe. Sie hat schlicht und ergreifend nichts mit unserer Ernährung zu tun. Nach der Theorie des Erfinders der »Blutgruppendiät«, Peter D'Adamos, soll das Blut mit für die jeweilige Blutgruppe unpassenden Bestandteilen bestimmter Nahrungsmittel **verklumpen.** Abgesehen davon, dass die von D'Adamos so gefürchteten Lektine auch vom Körper selbst produziert werden, gibt es **keine seine Theorie belegenden Fälle** oder Untersuchungen. Es wäre auch fatal: Gefäßverschlüsse oder gar der plötzliche Tod könnten die Folge unschuldig verzehrter Wurstbrote sein. Die Deutsche Gesellschaft für Ernährung hat sich die Mühe gemacht, D'Adamos Theorie wissenschaftlich zu überprüfen, und kommt zu dem wenig überraschenden Ergebnis: »Verkaufserfolg und wissenschaftlicher Wert erscheinen negativ korreliert.« Zu Deutsch: Blutgruppendiäten sind eine schlechte, aber gut verkaufte Idee. Besonders ärgerlich sind sie, weil mit ihnen Krebspatienten Hoffnung auf Heilung gemacht wird. Doch genauso wenig wie das Abnehmen mit diesen Diäten funktioniert, können sie Krankheiten heilen.

chen schlichtweg den Empfehlungen der Deutschen Gesellschaft für Ernährung«, wird sie von Burger zitiert.

Verwunderlich ist dieser Erfahrungsbericht nicht: Solange noch nicht einmal ansatzweise geklärt ist, welche Rolle die Gene im Dickicht der Kontrolle des Körpergewichts spielen, sind mögliche Therapien auf der Basis genetischer Untersuchungen Zukunftswünsche. Mit Ausnahme schwerer genetisch bedingter Krankheiten wie dem Prader-Willi-Syndrom ist es daher nicht sinnvoll, sich über seine eigenen Gene informieren zu wollen. Philippe Froguel vom Institut Pasteur in Lille ist hinsichtlich Therapieformen mit Genen pessimistisch: »Ich denke nicht, dass es eine Gentherapie für Übergewichtige geben wird, weil das Übergewicht bei den meisten Patienten durch zu viele Faktoren ausgelöst wird.«

Im Bauch der Mutter werden Weichen gestellt

Welches Essverhalten der Schwangeren wann das Übergewichtsrisiko des Kindes erhöht, wird unter Wissenschaftlern heiß diskutiert. Es scheint so zu sein: Überernährung, also zu viel Kalorienaufnahme, in der Schwangerschaft führt in jedem Fall zu einem erhöhtem Risiko für das Kind, übergewichtig zu werden. Wie genau die Prägung des Babys im Mutterleib funktioniert, weiß niemand.

Diabetes

Wahrscheinlich wird besonders die Funktion des Insulins gestört. Dieses Hormon dient dem Körper prinzipiell als Bote, der den Zellen mitteilt, dass Blutzucker in großen Mengen verfügbar ist. Dockt das Insulin am Rezeptor einer Zelle an, aktiviert diese gewöhnlich ihre Transporter für die im Blut vorhandene Glukose, den Blutzucker. Die Zelle nimmt daraufhin den Zucker auf und kann aus ihm Energie gewinnen.
Beim Typ-2-Diabetes reagiert der Körper zunächst nicht mehr wie gewohnt auf ein Überangebot an Blutzucker. Ärzte sprechen dann von gestörter Insulinsensitivität. Später kommt es zu verminderter Zuckeraufnahme in die Zellen, erhöhtem Fettstoffwechsel und verstärkter Zuckerproduktion in der Leber. Im nächsten Schritt kann die Bauchspeicheldrüse immer weniger Insulin produzieren. Betroffen sind vor allem stark übergewichtige Patienten, da sie große Mengen an Fettsäuren im Blut haben, die wiederum die Leber veranlassen, viel zu viel Zucker ans Blut abzugeben.

Diabetes-Arten

Der **Typ-1-Diabetes** ist eine Autoimmunkrankheit, die meist junge Menschen betrifft. Bei Autoimmunkrankheiten richtet sich das Abwehrsystem gegen den eigenen Körper. Hier werden die insulinproduzierenden Zellen der Bauchspeicheldrüse angegriffen und zerstört, der Körper kann das Hormon nicht mehr herstellen. Weil ohne Insulin von vielen Zellen der Blutzucker nicht aufgenommen werden kann, müssen die Patienten sich Insulin spritzen. Aus dem Blutzucker können die Zellen dann Energie gewinnen.

Bei **Typ-2-Diabetikern** ist die Bauchspeicheldrüse lange Zeit durchaus in der Lage, Insulin zu produzieren. Wegen der großen Menge an im Blut vorhandenem Zucker und Fetten reagieren die Zellen aber nicht mehr wie gewohnt auf das Hormon. Immer mehr Insulin wird hergestellt, immer weniger von den Zellen wahrgenommen. Irgendwann versiegt die Produktion wie beim Typ-1-Diabetes ganz, dann muss auch der Typ-2-Diabetiker Insulin spritzen.

Schwangerschafts- oder Gestationsdiabetes wird die Insulinresistenz des Körpers der Mutter während der Schwangerschaft genannt. Er kann nach der Schwangerschaft wieder vergehen oder sich zum Typ-2-Diabetes festigen. In jedem Fall sollte zwischen der 24. und 28. Schwangerschaftswoche bei werdenden Müttern ein sogenannter Glukosetoleranztest gemacht werden, um einen Schwangerschaftsdiabetes auszuschließen.

Beim mütterlichen Diabetes in der Schwangerschaft ist es egal, ob es sich um einen Typ-1-Diabetes, Typ-2-Diabetes oder Gestationsdiabetes handelt. Diabetikerinnen der Typen 1 und 2 müssen sowieso ständig ihre Ernährung und ihre Blutzuckerwerte kontrollieren, in der Schwangerschaft ist diese genaue Kontrolle noch wichtiger.

Zwischen einem und zehn Prozent der Schwangeren sind von Gestationsdiabetes (siehe Kasten links) betroffen. Unbehandelt kann die Krankheit für das Kind schwere Folgen haben. Sie erhöht sein Risiko, später übergewichtig zu werden. Werden Mädchen, deren Mütter während der Schwangerschaft einen unbehandelten Diabetes hatten, später selbst schwanger, steigt ihr Risiko, ebenfalls an Schwangerschaftsdiabetes zu erkranken. Eine intensivierte Insulintherapie für die Schwangere senkt die Risiken des ungeborenen Kindes. Je besser der Diabetes eingestellt ist, desto weniger Zucker bekommt das Kind ab, und das Risiko, dass es selbst später Übergewicht und Diabetes bekommt, sinkt.

Unterernährung der schwangeren Mutter

Ob Unterernährung der Mutter das Übergewichtsrisiko erhöht, ist nicht sicher. Im Kriegswinter 1943 litten die Niederländer unter ausgeprägtem Hunger. Schwangere mussten in dieser Zeit mit weniger als 800 Kilokalorien am Tag auskommen. Neunzehn Jahre später untersuchten Mediziner 300000 junge Männer, die in die niederländische Armee aufgenommen wurden. Bei dieser »Dutch Famine Study« kam heraus, dass Hungern in den letzten drei Schwangerschaftsmonaten zu weniger Übergewicht im Erwachsenenalter führt, während Hungern im ersten halben Jahr der Schwangerschaft zu erhöhtem Übergewicht führt. Allerdings untersuchten die Wissenschaftler 31 Jahre später die mittlerweile 50-jährigen Hungerkinder ein weiteres Mal und konnten bei den Männern keinen Zusammenhang zwischen der Ernährung ihrer Mütter in der Schwangerschaft und dem BMI der 50-Jährigen mehr erkennen.

Der Adipositasforscher Michael Symonds von der University of Nottingham fasst die wichtigsten Punkte zusammen: »Schwangere sollten sich gesund ernähren, nicht übermäßig zunehmen, nicht rauchen und keinen Alkohol trinken. Wenn ein Schwangerschaftsdiabetes festgestellt wurde, müssen sie ihre Ernährung und die Blutzuckerwerte streng kontrollieren.«

Nach der Geburt: Stillen oder nicht?

Ist das Kind ohne bzw. mit behandeltem Schwangerschaftsdiabetes der Mutter und zum geplanten Geburtstermin auf die Welt gekommen, hat es die schwerwiegendsten Risikofaktoren für Übergewicht bereits umgangen. Für Frühgeborene gelten vollkommen andere Regeln als für reif geborene Kinder, weshalb es hier nur um zwischen der 37. und der 42. Schwangerschaftswoche, also zum Termin geborene Kinder geht. Kinder mit – in Bezug zur Größe und zum Gestationsalter des Kindes im Mutterleib – sehr hohem Geburtsgewicht haben ein größeres Risiko für späteres Übergewicht.

Frühchen

Besonders kleine Kinder, unter 500 Gramm, sind ebenfalls einem größeren Risiko ausgesetzt. Sie werden in ihren ersten Lebenswochen **in der Klinik zusätzlich ernährt**, regelrecht gemästet, damit sie überhaupt überleben. Auch für ihre geistige Entwicklung ist das notwendig. Allerdings steigt dadurch das Adipositasrisiko – im Kindes- und im Erwachsenenalter.

Müttern stellt sich nach der Geburt die Glaubensfrage: Stillen oder nicht stillen? Es gibt eine Reihe guter Gründe, weshalb das Stillen sinnvoll ist: Es ist die natürliche, vollwertige Ernährung für Säuglinge, dazu billig, ideal temperiert und nahezu immer verfügbar. Das Immunsystem wird optimal ausgebildet, der Cholesterinspiegel wird positiv beeinflusst, Stillen unterstützt die neurologische Entwicklung. Jeder dieser Gründe reicht aus, sich für das Stillen zu entscheiden, falls nicht triftige Gründe dagegensprechen: fehlende Milch, entzündete Brustwarzen, Infektionskrankheiten der Mutter oder von der Mutter benötigte Medikamente, die dem Kind schaden könnten. Ob Stillen dagegen tatsächlich das Gewicht des Kindes und späteren Erwachsenen beeinflusst, darüber herrscht wenig Einigkeit unter Wissenschaftlern.

Kleine Studien finden einen deutlichen Zusammenhang zwischen Stillen und weniger Übergewicht. Zwei große Studien sprechen aber ebenfalls dafür: 1981 fanden Forscher ein zwei- bis vierfach höheres Risiko für späteres Übergewicht, wenn das Kind nicht gestillt worden war. Und 1999 maßen bayerische Ärzte knapp 10 000 Kinder bei der Einschulungsuntersuchung und befragten die Mütter, wie die Kinder ernährt worden waren. Die mit zwölf Monaten am längsten gestillten Kinder waren am besten vor Übergewicht geschützt.

Problematisch sind die vielen Faktoren, deren Einfluss auf das Ergebnis man nur schwer bestimmen kann: Rauchen die Eltern? War das Kind bei der Geburt untergewichtig? In welchem sozialen Umfeld wächst das Kind auf? Selbst aus den Studien, die dem Stillen einen Vorteil für das spätere Gewicht zusprechen, geht eines klar hervor: Das Stillen spielt für das Übergewicht eine untergeordnete Rolle. Wenn Sie Ihr Kind zwölf Monate gestillt haben und es von da an sorglos überernähren, wird es trotzdem ein übergewichtiger Jugendlicher werden. Mit Babyspeck hat das nichts zu tun.

Kleine Statistikkunde

Nach den Gesetzen der Statistik verwundert das Ergebnis nicht: Wenn ich eine kleine Studie mache, kommt mit hoher Wahrscheinlichkeit heraus, dass der Faktor, den ich untersuche, einen Einfluss auf das Ergebnis hat (Gesetz der kleinen Zahlen), allerdings ist die **Studienqualität** meist nicht sonderlich hoch.
Ist die Studie dagegen groß, wird es schwieriger, einen bestimmten Effekt nachzuweisen. Dafür ist die Qualität dieses Nachweises, wenn der denn gelingt, höher (Gesetz der großen Zahlen).

So läuft die Kommunikation im Körper

Wir fangen nicht an zu essen, wenn wir Hunger haben. Wir fangen an, wenn wir Appetit haben, an etwas Leckerem vorbeigehen oder es Zeit für das Essen ist. Wir hören auch nicht auf, wenn wir satt sind., sondern wenn der Teller leer ist. Uns fehlt ein System, das uns stoppt, wenn es genug ist. Obwohl Botenstoffe zwischen Darm, Fett und Gehirn unterwegs sind, um unsere Ernährung zu steuern, kommen sie gegen unsere Umgebung nicht an. Den größten Einfluss auf unser Essverhalten hat die Umwelt, da sind die meisten Adipositasforscher sich einig. Trotzdem sehen sie die Hormone als Schlüssel zu unserem Essverhalten. Viele dieser Hormone und andere Botenstoffe sind heute bekannt, sie tragen komplizierte Namen und Kürzel: Insulin, Leptin, Ghrelin, Resistin, Adiponektin, Neuropeptid Y, Orexin, CCK, CART, AGRP. Es vergeht kaum ein Monat, in dem nicht ein Forscherteam einen neuen Ernährungsbotenstoff oder einen dazugehörenden Rezeptor entdeckt. Das Zusammenspiel der für die Ernährung verantwortlichen Zentren ist ausgeklügelt und kompliziert, Dutzende Moleküle sind daran beteiligt. Wissenschaftler verstehen immer besser, wie die Kommunikation abläuft. Trotzdem können sie heute bis auf wenige Ausnahmen noch nicht gezielt die Wirkung der Botenstoffe mit Medikamenten beeinflussen.

Drei Systeme versuchen, untereinander auszumachen, was und wie viel wir essen: Gehirn, Magen-Darm-Trakt und Fettgewebe. Sie kommunizieren über all die Botenstoffe, um sich über verfügbare und benötigte Energie zu informieren und dementsprechend handeln zu können. Der Darm leitet durch das Blut und über die Nerven Informationen an das Gehirn. Er signalisiert der Steuerzentrale, wie viel Energie aufgenommen wurde. Umgekehrt diktiert das Gehirn unser Essverhalten. Es verarbeitet die Informationen aus dem Körper: Haben wir zu wenig Energie zur Verfügung, signalisiert das Gehirn Hunger. Unterdessen liefert das Fettgewebe ständig Informationen an das Gehirn, wie viel Energie in ihm gespeichert ist. Gleichzeitig beeinflusst dieses andere Körperkreisläufe durch die

Die wichtigen Boten des Körpers

Als Hormone bezeichnen Mediziner Moleküle, die von Zellen ins Blut abgegeben werden und so als Botenstoffe auch weit entfernt an verschiedenen Stellen im gesamten Organismus wirken. Hormone werden meist nur von einer Gruppe spezialisierter Zellen hergestellt. Von den Empfängerzellen werden sie über Rezeptoren auf der Oberfläche oder im Inneren erkannt.

Hormone, die von ihm produziert werden. Diese ständige Kommunikation ist einer der Schlüssel für unser Essverhalten und für einen eventuell möglichen Gewichtsverlust.

Hormone steuern, wie wir essen

Eines der wichtigsten Hormone unseres Körpers ist das Insulin. Es informiert Zellen, dass sie den Blutzucker aufnehmen sollen, der aus der Nahrung kommt. Den Blutzucker brauchen die Zellen als Energieträger. Insulin wird von spezialisierten Zellen in der Bauchspeicheldrüse hergestellt und freigesetzt, wenn nach dem Essen der Blutzuckerspiegel steigt. Fette und Proteine können den Blutzuckerspiegel zwar auch steigen lassen, allerdings in deutlich schwächerem Ausmaß.

Das Gehirn erfährt durch Insulin auch langfristig, wie viel Energie der Körper zur Verfügung hat. Dabei gehen Wissenschaftler davon aus, dass der Insulinspiegel im Blut die Füllung des Fettspeichers angibt. Gern würden sie hier mit Medikamenten eingreifen: Die Meldung über die Fettspeicher erfolgt über Rezeptoren im Gehirn, an die das Insulin andockt. Gäbe man übergewichtigen Patienten Stoffe, die wie Insulin an diese Rezeptoren im Gehirn andockten, nicht aber die Insulinrezeptoren im Rest des Körpers aktivierten – weil ja keine Energie im Übermaß vorhanden sein soll und die Zellen nicht versuchen sollen, nicht vorhandene Glukose aufzunehmen –, würde dem Gehirn vorgegaukelt, es sei Energie im Übermaß vorhanden. Als Folge, so vermutet man, würde der Körper versuchen, die Fettspeicher zu leeren, und nicht den Wunsch nach weiterer Nahrung verspüren.

Ähnliche Effekte versprechen Forscher sich von Amylin. Das wird von der Bauchspeicheldrüse zusammen mit Insulin ins Blut gegeben. Auch das Amylin kontrolliert das Gewicht mit. Mit Amylinanaloga wollen Ärzte genauso das Gehirn überlisten wie mit Insulinanaloga. Da es sich bei diesen Therapieideen um Grundlagenforschung handelt, sind Forschungsergebnisse, geschweige denn konkrete Umsetzungen in die Praxis, allerdings noch Zukunftsmusik.

Fett ist ein Organ

Die Leber gilt unter Medizinern als das klassische Beispiel eines Organs, das sehr aktiv am Stoffwechsel beteiligt ist. Auch die Bauchspeicheldrüse als Produzentin des Insulins greift in die Körperkommunikation ein. Beiden Organen wurde immer viel Aufmerksamkeit geschenkt. Fett dagegen galt als langweiliges Speichergewebe. Seit einigen Jahren ist aber bekannt, dass Fett verschiedene Botenstoffe produziert. Seitdem wird auch das Fett intensiv untersucht. Besonders angetan hat es Wissenschaftlern eine Sorte Fett, die beim erwachsenen Menschen kaum vorkommt, aber eine verlockende Eigenschaft hat: braunes Fettgewebe. Es verbrennt Fett und erzeugt dabei große Mengen Wärme. Das beim Erwachsenen überwiegende weiße Fett dagegen dient als Vorratsspeicher der Muskeln. Die produzieren – sobald die Kohlenhydratreserven (höchstens 400 Gramm beim Menschen) aufgebraucht sind – aus dem Fett Energie, die sie für ihre Arbeit brauchen. Tiere und Neugeborene dagegen haben deutlich mehr braunes Fett, mit dessen Hilfe sie ihren Körper warm halten. Wenigstens in geringem Umfang scheint selbst das weiße Fett des Erwachsenen dazu in der Lage zu sein. Gelänge es Wissenschaftlern, diesen Mechanismus der Wärmeproduktion aus Fettgewebe im großen Stil zu aktivieren, könnten wir überschüssiges Fett zu Wärme verbrennen, ohne uns dafür bewegen zu müssen. Das

Bild des dahinschmelzenden Fettes würde Wirklichkeit. Auf die schöne Idee folgt die Ernüchterung: Bislang haben Versuche beim Menschen nicht funktioniert. Forscher arbeiten daran, weißes in braunes Fettgewebe umzuwandeln, um das Übergewicht so zu behandeln. Das Fett würde dann vom Körper zur Wärmeproduktion verbrannt. Dieser Trick funktioniert bei Ratten, in ferner Zukunft wollen die Wissenschaftler ihn beim Menschen anwenden.

Adipozytokine: die Fettbotenstoffe

Die Fettbotenstoffe, die so genannten Adipozytokine, spielen bei Entzündungen eine Rolle: Sie alarmieren die Körperabwehr. Mediziner machen das Fett außerdem für verschiedene Krankheiten mitverantwortlich, die bei Übergewichtigen besonders häufig auftreten: Diabetes, Arterienverkalkung und verschobene Fettsäurespiegel im Blut. Die Adipozytokine behindern Zellen dabei, das Insulin richtig wahrzunehmen. So gerät beim metabolischen Syndrom die Insulinsensitivität zunächst aus dem Lot und führt schließlich zum Diabetes.

Insulinresistenz

Bevor es zum **Diabetes mellitus, Typ 2** kommt, durchläuft der Organismus eine Zeit der Insulinresistenz. Die Zellen reagieren träge auf das Insulin, der Blutzuckerspiegel ist schon erhöht. In dieser Phase lässt sich ein Diabetes durch eine Ernährungsänderung, Bewegung und leichte Gewichtsabnahme vermutlich noch verhindern. Das Gemeine: Deutliche Symptome sind in dieser Phase nicht zu erkennen.
Beim Typ-2-Diabetes kann der Körper entweder Insulin nicht mehr in ausreichender Menge produzieren oder das produzierte Insulinsignal wird von den Zellen nicht mehr korrekt erkannt. Deshalb steigt der Nüchternblutzuckerspiegel deutlich über die normalen 100 Milligramm pro Deziliter Blut (mg/dl).

Die Adipozytokine spielen bei der vermutlich durch Fett ausgelösten ständigen Entzündung eine große Rolle, die inneren Häute der Gefäße sind dauerhaft entzündlich verändert. Wie sehr die Fettzellen an einer solchen ständigen Entzündung im Körper des Übergewichtigen beteiligt sind, ist noch unklar. Besonders der aus den Fettzellen freigesetzte Tumornekrosefaktor Alpha (TNF-α) könnte am Diabetes mit schuld sein.

Das gemeinsam mit TNF-α produzierte Interleukin 6 (IL-6) ist ein Entzündungssignal. Affen nehmen ab, wenn man es ihnen spritzt. Beim Menschen steigt durch IL-6 der Energieverbrauch, weil Fett verbrannt wird. IL-6 kann man Patienten aber nicht einfach gegen Übergewicht spritzen, weil es immer auch eine Entzündung auslöst. Trotzdem forschen Wissenschaftler weiter in dieser Richtung.

Nobelpreisverdächtig: die Entdeckung des Botenstoffs Leptin

Jeffrey Friedman von der Rockefeller University in New York machte 1994 eine Entdeckung, für die er in einigen Jahren den Nobelpreis bekommen könnte: Er fand das Hormon Leptin. Die Forscher glaubten, endlich einen Stoff gefunden zu haben, mit dem sie ihre übergewichtigen Patienten auch behandeln könnten. Labormäuse, die Leptin ihrem Gewicht entsprechend normal produzieren, sind dünn. Solche, denen das Gen für Leptin fehlt, dagegen unglaublich fett. Auch das Leptin informiert – parallel zum Insulin – das Gehirn über die Fettspeicher des Körpers. Die Fettzellen produzieren Leptin, im Gehirn nehmen spezialisierte Zellen das Signal wahr. Sind die Fettspeicher ausreichend gefüllt, muss kein Körpergewicht zugelegt werden. Die Idee der Forscher war, dass der Körper mehr Nahrung möchte, wenn das Leptin fehlt, das signalisiert: stopp, genug gegessen. So spritzten Ärzte Übergewichtigen das Hormon, in der Hoffnung, den Essensdrang zu unterdrücken. Doch was bei der Maus funktioniert hatte, klappte beim Menschen nicht: Die Dicken blieben dick. Ihr Körper schien gegenüber Leptin so resistent zu sein wie der des Diabetikers gegenüber Insulin.

Man könnte nun – analog zum Insulin – folgern, Übergewicht führe auch zu einer Resistenz des Körpers gegen Leptin und aus diesem Grund funktioniere die Therapie mit Leptin nicht. Doch Skeptiker dieser Theorie weisen auf die normale Funktion des Gens für Leptin und der Rezeptoren für Leptin im Gehirn hin. Außerdem würde der Botenstoff in großen Mengen ausgeschüttet. Sie gehen davon aus, das in rauhen Mengen produzierte Leptin komme aus dem Gehirn selbst. Schuld am ständigen Essen der Patienten könnte stattdessen ein Fehler in den Steuerungszellen des Gehirns sein: Sie leiten das Signal des Leptins, das am Rezeptor ankommt, nicht weiter. Nach dieser Theorie müsste die Therapie also nicht beim Leptin ansetzen, sondern in den Zellen.

Leptin wirkt aber auch außerhalb des Gehirns: Es begrenzt die Fettspeicher von Muskeln und Leber, indem es die Fettverbrennung anregt. Der Leptinspiegel sinkt und steigt außerdem bei Gesunden wie Kranken zusammen mit dem Entzündungssignalstoff C-reaktives Peptid (CRP). Das ist ein weiterer Hinweis darauf, dass die vom Fettgewebe ständig produzierten Entzündungsbotenstoffe einen Einfluss auf das Gewicht des Menschen haben.

Adiponektin

In den 1990er Jahren fanden Forscher auch den Botenstoff Adiponektin, der ebenfalls aus den Fettzellen kommt. Adiponektin wirkt den negativen Effekten der anderen Fettzellbotenstoffe entgegen. Das macht ihn für Mediziner interessant: Adiponektin senkt die Fettsäurespiegel nach dem Essen, wirkt Entzündungen entgegen, schützt vor Arterienverkalkung, und seine Konzentration steigt, je weniger adipös der Mensch ist. Bis zu einer möglichen Therapie mit Adiponektin dauert es aber noch einige Jahre. Angenehmer Nebeneffekt wären vermutlich seltenere Herzinfarkte: Patienten mit viel Adiponektin im Blut erleiden weniger häufig die oft tödlichen Gefäßverschlüsse am Herzen. Stark übergewichtige Menschen haben dagegen niedrige Adiponektinwerte, gemeinsam mit einer schlechten Insulinsensitivität, schlechten Blutfettwerten und häufig mit

Atherosklerose. Aufgrund dieser Werte verdächtigen einige Forscher eine Störung des Adiponektins und seiner Produktion als Mitauslöser des metabolischen Syndroms und damit in letzter Konsequenz auch des Typ-2-Diabetes. Besonders niedrige Adiponektinwerte finden sich übrigens bei Menschen mit viel Bauchfett, wobei in Studien bereits nachgewiesen werden konnte, dass vor allem das Fett dort das Risiko für Herz-Kreislauf-Erkrankungen erhöht.

Glukokortikoide

Auch Glukokortikoide kommen im Fett in höheren Dosen vor als in anderen Geweben. Das bekannteste Glukokortikoid ist Kortison. Viele Patienten kennen es als Medikament bei Immunkrankheiten oder Allergien: Es schwächt das Immunsystem und verhindert so eine überschießende Reaktion. Es wird z. B. Patienten verabreicht, denen ein Organ transplantiert wurde, damit ihr Immunsystem das fremde Organ nicht abstößt. Bei Stress schütten Zellen diese Kortikoide aus, also wenn ihnen Energie für ihre Arbeit fehlt. Als Folge der Hormonausschüttung steigt der Blutzuckerspiegel, so wird die fehlende Energie bereitgestellt. Fettsäuren und Aminosäuren im Blut steigen ebenfalls an, um Brennstoff zu liefern. Diese Reaktion des Körpers ist äußerst hilfreich, wenn tatsächlich zu wenig Energie vorhanden ist. Doch für Übergewichtige – bei denen zu viel Energie und zu viele Kortikoide vorhanden sind – bietet sich ein Therapieansatz: Wird das für die Produktion der Kortikoide entscheidende Enzym behindert, kommt es bei Mäusen nicht zum erhöhten Blutzuckerspiegel des metabolischen Syndroms, das Körpergewicht sinkt. Verschiedene Arbeitsgruppen untersuchen noch, wie man die Blockade dieses Enzyms beim Menschen einsetzen könnte, um Übergewicht zu behandeln.

Der Darm als Kommunikationszentrum

Aus dem Magen kommt das Hormon Ghrelin, das schnell für Hunger sorgt. Spritzt man Testpersonen Ghrelin, werden sie sofort hungrig. Je länger wir nichts essen, desto stärker steigt unser Ghrelinspiegel an, nach dem Essen fällt er rasch ab. Das Hunger signalisierende Ghrelin ist also ein Gegenspieler von Insulin und Leptin, die dem Gehirn Sattheit melden. Es gibt bereits Wirkstoffe, die Ghrelin imitieren und bei Magersucht eingesetzt werden könnten, um die Patienten zum Essen zu bringen. Bislang fehlt aber ein Medikament für Übergewichtige, das Ghrelin hemmt. Weiter unten im Magen-Darm-Trakt wird nach dem Essen der Botenstoff Peptid YY von Darmzellen freigesetzt. Er senkt sowohl den Appetit als auch den Ghrelinspiegel. Ob man ihn zur Appetithemmung einsetzen kann, wird gerade in Studien untersucht.

Im Darm wird auch Cholecystokinin (CCK) produziert. CCK meldet dem Gehirn, dass wir genug gegessen haben, und erzeugt so die Botschaft: Ich bin satt. Das Molekül beeinflusst auch, wie lange wir essen, bis wir satt sind. Wenn es ausgeschüttet wird, hören wir auf, zu essen, wenn unser Sättigungssystem so funktioniert, wie es funktionieren soll. Im Darm wird durch CCK mehr Energie aus der Nahrung aufgenommen, weil es die Geschwindigkeit der Verdauung des Nahrungsbreis im Darm senkt. CCK unterdrückt das Hunger signalisierende Ghrelin, im Gegenzug fördert CCK das volle Speicher anzeigende Leptin. So wird dem Gehirn signalisiert: Die Energiespeicher sind voll.

Warum fehlt manchen Menschen das Sättigungsgefühl?

Wer die Antwort auf diese Frage findet, hätte einen Nobelpreis verdient. Sie ist so schwierig, weil im **Zusammenspiel all dieser Hormone** an den verschiedensten Stellen Probleme oder Störungen auftreten können: bei der Produktion, der Prozessierung, der Freisetzung, der Wirkung am Rezeptor, der Rezeptorwirkung in der Zelle, der Weitergabe des Hormonsignals, der Hemmung oder Förderung der Hormonwirkung.

Die Esszentrale im Gehirn

Alle Informationen der Botenstoffe aus dem Körper werden im Gehirn in einem Zentrum verarbeitet, das zu den ältesten und wichtigsten des Menschen gehört. Das menschliche Esszentrum liegt im Hypothalamus, der lebenswichtige Aufgaben hat: Er steuert Wachsein und Schlaf, Blutdruck und Atmung, Wasser- und Fetthaushalt, Essen und Fortpflanzung. Patienten, deren Hypothalamus durch Unfälle oder Tumore zerstört wurde, können von da an unter krankhafter Völlerei oder totalem Verlust des Essantriebs leiden.

Im Hypothalamus steuern zwei Gruppen von Zellen das Essen. Die einen sorgen durch ihre Botenstoffe α-MSH und POMC dafür, dass weniger gegessen wird. Die anderen schütten ihre Botenstoffe NPY und AGRP aus, wenn mehr gegessen werden soll. Beide Zellgruppen bekommen aus Magen, Darm und Fettgewebe Informationen, wie viel Energie im Körper verfügbar ist.

Hunger treibt das Essen stärker an, als die Sättigung bremst: Es gibt keine Meldung der Zellen, die mit α-MSH arbeiten, an jene, die NPY ausschütten. Gäbe es eine solche Rückkoppelung, würde ein Sättigungsgefühl durch α-MSH zur Vollbremsung des Appetits führen.

Einfache Medikamente bleiben wirkungslos

Unser Gehirn hat etwas dagegen, wenn wir mit einfachen Medikamenten in die komplizierte Kommunikation seiner Botenstoffe eingreifen wollen. Unterdrücken wir ein Esshormon mit einem Wirkstoff, übernehmen einfach andere seine Aufgabe, das Medikament verliert seine Wirkung. Wissenschaftler nennen diese Eigenschaft des Gehirns die Redundanz. Nimmt das Gehirn andererseits Schaden, kann es das Gewicht des eigenen Körpers nicht mehr kontrollieren. Normalerweise können die Nervenzellen neue Verbindungen zu anderen Zellen knüpfen, sogenannte Synapsen. Forscher vermuten, dass es zum Übergewicht kommt, wenn sie dazu nicht mehr in der Lage sind. Ärzte sprechen dann von fehlender Plastizität des Gehirns. Reparieren kann man diese Unfähigkeit, Synapsen zu bilden, bisher übrigens noch nicht.

Was unser Essverhalten steuert

Die Bedeutung der einzelnen Botenstoffe im Gehirn ist sehr umstritten. Die Wissenschaftler, die sich an der Diskussion beteiligen, haben alle eigene Forschungsschwerpunkte. Jeder von ihnen neigt verständlicherweise dazu, die von ihm untersuchten Hormone für besonders wichtig zu halten. »Vereinfacht gesagt stimuliert Neuropeptid Y am stärksten den Essdrang, α-MSH bremst ihn am stärksten«, sagt etwa Steve Bloom vom Imperial College in London. Andere Forscher wie Richard Mattes von der Purdue University wollen sich auf eine Diskussion über Botenstoffe gar nicht erst einlassen, sondern verweisen auf die übergeordnete Bedeutung der Umwelteinflüsse.

> **»Das Essverhalten wird von erlernten, sozialen und emotionalen Faktoren stärker geleitet als vom Energiebedarf des Körpers.«**
> Hans-Rudolf Berthoud, Louisiana State University

Auch von der führenden Rolle des Hypothalamus sind bei weitem nicht alle Wissenschaftler überzeugt. David Levitsky von der Cornell University meint: »Er spielt eine untergeordnete Rolle bei der Ernährungskontrolle in unserer heutigen Umwelt.« Selbst Forscher, die dem Hypothalamus eine grundsätzlich wichtige Rolle zusprechen, stimmen dem im Prinzip zu. Richard Mattes: »Der wichtigste Punkt ist, dass die Signale des Hypothalamus unser Essverhalten zwar steuern können, wir diese Signale aber üblicherweise ignorieren.«

Die beiden Hoffnungsträger Leptin und Ghrelin gelten den Ernährungsmedizinern zwar als sehr schlagkräftige Hormone, nicht aber als die Botenstoffe, die hauptsächlich über unser Essverhalten entscheiden. Hans-Rudolf Berthoud erklärt es so: »Niedrige Leptinspiegel scheinen ein Warnsignal bei Hunger zu sein, um ein weiteres Absinken des Körpergewichts zu verhindern und um das Gehirn auf Nahrungssuche, Essen und Energiesparen umzuschalten. Die Fähigkeit von Leptin, Überessen zu verhindern, ist dagegen sehr gering.«

Möglicherweise, weil es in der Geschichte des Menschen bis in das 20. Jahrhundert hinein kaum Nahrung im Überfluss gab.

»Es gibt kein einzelnes Hormon oder Organ, das die Ernährung kontrolliert. Wir haben es mit einem System mit vielen Sicherungen zu tun, die sicherstellen, dass der Minimalbedarf immer gedeckt wird, selbst wenn eine oder mehrere Teile des Systems kaputt gehen oder ausgeschaltet werden. Das ist der Grund, weshalb abnehmen so schwierig ist.« Richard Mattes, Purdue University

So funktionieren Hunger und Sättigung

Mindestens drei Stoffe signalisieren im Gehirn parallel Hunger: Ein Blutzuckerabfall löst bereits innerhalb von fünf Minuten Hunger aus, das Leptin braucht dafür zwei bis vier Stunden. Das Ghrelin aus dem Magen löst schnell Hunger aus. Steigt sein Spiegel langfristig an, verstärkt es den Hunger noch.

Der stärkste Sättigungsbote ist CCK, das über einen Nerv seine Meldung an das Gehirn sendet. Dafür muss der Magen gefüllt werden. Wie viel Energie im Essen enthalten ist, ist dabei nachrangig, die Menge entscheidet. Das heißt, wenn Sie einen ordentlichen Teller voll Suppe essen, sind sie nach einer gewissen Zeit satt, egal, ob die Suppe viele oder wenige Nährstoffe, mehr Fett oder mehr Kohlenhydrate enthält – allein das Volumen ist ausschlaggebend.

Auch die Qualität der Sättigung – gut sättigend meint eine Sättigung über einen längeren Zeitraum im Gegensatz zur kurzfristigen – spielt eine Rolle. Forscher gehen davon aus, dass Fett der am schlechtesten sättigende Bestandteil der Nahrung ist. Der Sättigungsgrad hängt von der Zusammenstellung der Fette ab. So sättigen beispielsweise Nüsse sehr gut, weil sie viele ungesättigte Fettsäuren enthalten. Spitzenreiter beim Sattmachen sind die Proteine. Auch die vom Körper nur indirekt über die vorherige Verarbeitung durch Darmbakterien überhaupt aufnehmbaren Ballaststoffe sättigen sehr gut. Die Rolle der Kohlenhydrate ist immer noch unklar.

Der in den letzten Jahren stark beworbene glykämische Index (GI) (siehe auch S. 85) soll unter anderem die Sättigung durch Kohlenhydrate beschreiben. Noch ist nicht geklärt, ob Lebensmittel mit einem niedrigen glykämischen Index tatsächlich länger satt machen als solche mit einem hohen GI.

Ist das Gewicht vorbestimmt?

Wir wissen nicht, ob es überhaupt einen Sollwert für das Körpergewicht gibt. Falls es ihn gibt, wissen wir nicht, welche Organe ihn festlegen und wie seine Größe bestimmt wird. Der Körper versucht vermutlich mit dem aktivierenden Sympathikusnerv, das Körpergewicht zum Sollwert zurückzutreiben – ohne Erfolg. Durch den übermäßigen Antrieb des Herzens kommt es zu Bluthochdruck und Herzrasen. Wahrscheinlicher als ein fester Wert ist ein beweglicher Sollwertbereich, der vom Netzwerk der steuernden Nervenzellen in Hypothalamus und anderen Hirnbereichen lebenslang regelmäßig aktualisiert wird.

Ironisch beschreibt David Levitsky von der Cornell University seine Skepsis gegenüber einem einmal festgesetzten Körpergewicht: »Das vielleicht offensichtlichste Beispiel der Anpassungsfähigkeit unseres Körpergewichts ist die altbekannte Beobachtung, dass wir fetter werden.« Er geht davon aus, dass innerhalb eines vom Körper gewünschten Sollwertbereichs eher Umwelteinflüsse entscheiden, wie und was wir essen, als innere Kontrollmechanismen.

Übergewichtige Menschen reagieren vermutlich genetisch bedingt schlechter auf die Sättigungssignale, die bei dünnen Menschen die Gewichtszunahme begrenzen. Wie auch immer das Körpergewicht vorbestimmt ist, die Beobachtungen sind ernüchternd: Hat ein zum Übergewicht neigender Mensch erst einmal ein paar Pfunde zu viel, verteidigt der Körper dieses höhere Gewicht. Die Lernfähigkeit des Gehirns wirkt sich hier negativ aus. Nur durch eine lang-

Hunger und Sättigung – so funktioniert es genau

NPY heißt Neuropeptid Y. Das Hormon steigert den Appetit. Zellen in einem Nucleus arcuatus genannten Teil des Hypothalamus produzieren NPY. In diesem Kern fallen fast alle Entscheidungen über das Essen. Hier kommt das Leptinsignal aus dem Fettgewebe an und unterdrückt die NPY-Ausschüttung. Fehlt Leptin dagegen, wird mehr NPY freigesetzt, Appetit macht sich bemerkbar. Das Schwesterhormon zu NPY ist AGRP, das »agouti-related polypeptide«. Es hat eine ähnliche Wirkung wie NPY. Bei der schweren, genetisch bedingten Essstörung des Prader-Willi-Syndroms spielen NPY und AGRP eventuell eine Rolle beim krankhaften Überessen. Es gab bereits verschiedene Versuche, die Wirkung von NPY und AGRP zu bremsen. Bislang gibt es aber keine vielversprechende Therapie an dieser Stelle.

Das »melanocortin-concentrating hormone« (MCH) spielt eine ähnliche Rolle wie NPY und AGRP. Es steigert den Appetit und löst möglicherweise Stress aus, was sich auf Stimmung und Gefühle auswirken könnte: Durch MCH nimmt unser Unwohlsein zu, wir essen, MCH wird unterdrückt, der Stress lässt nach.

Gegenspieler von NPY und AGRP sind die beiden Zungenbrecherhormone Proopiomelanocortin (POMC) und Alpha-Melanozyten-stimulierendes Hormon (α-MSH). Sie geben das Stoppsignal. α-MSH muss dabei direkt mit dem appetitsteigernden AGRP konkurrieren, das an den gleichen Rezeptor bindet, aber die entgegengesetzte Wirkung hat. Fehlt POMC ganz, kommt es zum massiven Übergewicht. Das vom Darm kommende CCK findet seinen Ansprechpartner ebenfalls im Hypothalamus. Zellen nehmen das CCK-Signal auf und übersetzen es für das Gehirn, das heißt, sie sagen: Dein Körper ist satt.

Das Stammhirn ist, dem Hypothalamus untergeordnet, ebenfalls an der Esssteuerung beteiligt. Es nimmt noch grundlegendere Aufgaben als der Hypothalamus wahr, wie die Atem- und Schlucksteuerung und andere Reflexe. Beim Essen wird eine Mahlzeit durch eine Rückkoppelung des Magen-Darm-Trakts an das Stammhirn beendet. Dabei ist es unerheblich, wie viel Energie oder Nährstoffe im Essen stecken. Durch das vom Darm freigesetzte CCK werden Rezeptoren eines Teils des Parasympathikus angeregt, des Vagus. Dieser Nerv stimuliert Zellen, die im Stammhirn in einem Gebiet liegen, das Nucleus tractus solitarius heißt. So bekommt das Stammhirn die Information, dass wir gegessen haben. Das Stammhirn bestimmt mit, wie viel wir bei einer Mahlzeit essen, der Hypothalamus kontrolliert über Wochen, Monate und Jahre, wie viel Energie wir aufnehmen.

Steuerung des Essverhaltens

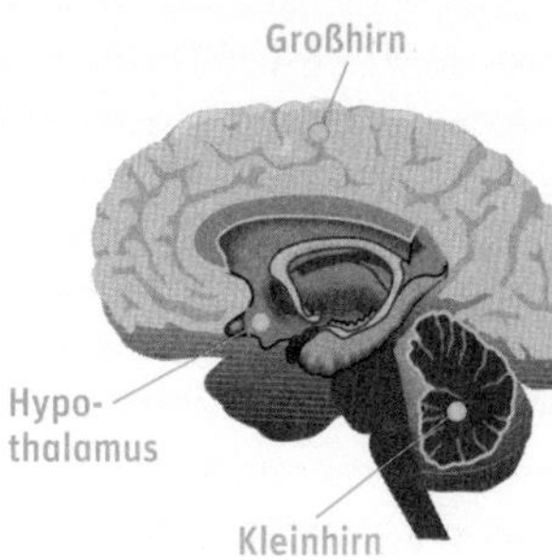

Das menschliche Gehirn mit dem Hypothalamus, in dem das Essverhalten hauptsächlich gesteuert wird.

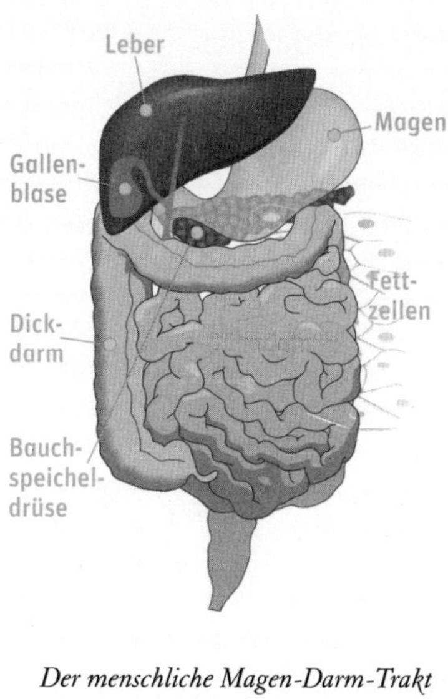

Der menschliche Magen-Darm-Trakt mit dem Dünndarm, der intensiv an der Nahrungskommunikation teilnimmt, ebenso die Fettzellen.

fristige Änderung der Lebensgewohnheiten können wir diesen Kreislauf – zu viel Essen, Übergewicht, Verteidigung des neuen Gewichts (durch Hunger?) – wieder durchbrechen. Wenn überhaupt.

Und es ist noch komplizierter: Nicht allein das Körpergewicht bestimmt über Gesundheit und Krankheitsrisiken, sondern auch die nicht sichtbaren Eigenschaften unseres Stoffwechsels. Es gibt nicht nur dicke stoffwechselkranke Patienten, sondern auch dünne Menschen, deren Stoffwechsel ebenso krank ist wie der vieler Übergewichtiger. Und etwa 20 Prozent der stark Übergewichtigen sind vom Stoffwechsel her gesund. Gesünder scheinen vor allem jene Patienten zu sein, die bereits im frühen Alter dick werden. Ein eindrucksvolles Beispiel sind japanische Sumo-Ringer, die während ihrer sportlichen Karriere trotz massiven Übergewichts stoffwechselgesund sind, weil ihr Bauchfett verhältnismäßig normal bleibt, solange sie aktiv sind. Bevor Sie jetzt mit dem Sumo-Training anfangen: Die Stoffwechselstörungen nehmen bei den Schwergewichtskämpfern nach dem Ende ihrer Karriere zu.

Querdenker unter den Wissenschaftlern vermuten noch etwas anderes hinter dem Übergewicht: Es soll gar keine Fehlfunktion sein, sondern der Versuch des Körpers, seinen Stoffwechsel aufrechterhalten zu können, wenn ihm ständig viel zu viel Energie zugeführt wird. In dieser Situation passt der Körper ständig den Energieverbrauch an die Stoffwechselsituation an: Der Dicke verbraucht mehr als der Dünne. Er führt dem Körper so viel Energie zu, dass dieser das nicht mehr kompensieren kann. Er hätte mehr verbrauchen müssen, tut es aber nicht ausreichend, sondern lagert Reserven ein: Er wird dick. Wer aber abnimmt und deshalb weniger isst, bei dem wird der Energieverbrauch minimiert, um den Stoffwechsel mit der neuen Versorgungslage in Einklang zu bringen.

Das ist einer der Gründe, weshalb das Abnehmen auf Dauer meistens nicht funktioniert. Nimmt ein Mensch ein Viertel seines Körpergewichts ab, sinkt sein Grundumsatz um 40 Prozent. Nach dem Ende der Diät erreicht er schnell wieder sein ursprüngliches Gewicht – und wird, bei gleicher Ernährung wie vor der Diät, wahrscheinlich noch an Gewicht zulegen, weil sein Körper während der Diät ja gelernt hat, mit weniger Input genauso viel zu leisten. Er kommt jetzt mit weniger Energie aus. Das Zuviel landet in den Fettspeichern. Sie haben schon davon gehört: Wir haben es hier mit dem Jo-Jo-Effekt zu tun.

Die Psyche: Was unser Kopf dazu sagt

Macht uns psychischer Druck dick? Studien zeigen keinen Zusammenhang zwischen psychischer Belastung und dem BMI. Die populäre Aussage »Ich habe gegessen, weil ich im Stress war« mag subjektiv durchaus zutreffen. Daraus lässt sich aber nicht ableiten, dass, wer Stress ausgesetzt ist, auch dick wird. Ebenso wenig ist jeder Dicke Stress ausgesetzt. Leider gibt es zu diesem Thema nur wenige qualitativ hochwertige Studien.

Vom Dünnwerden sollten Dicke sich natürlich auf keinen Fall die Erlösung von allen Gemütsproblemen erhoffen. Der Versuch einer Forschergruppe, herauszufinden, ob Abnehmen der Psyche etwas Gutes tut, endete 2005 erfolglos: Die Forscher konnten aus den vorhandenen Studien nichts Sinnvolles herauslesen. Sie bemängelten die katastrophal schlechten verfügbaren Daten. Jedenfalls fanden sie keine Hinweise darauf, dass eine Gewichtsabnahme automatisch die Lebensqualität verbessert. Vermutlich ist diese Frage aus Sicht vieler Mediziner nachrangig, geht es für sie doch zunächst einmal um die Verhütung körperlicher Folgen des Übergewichts. Aus Sicht des Dicken stehen das psychische Wohlbefinden und das Selbstwertgefühl dagegen häufig an erster Stelle.

Wir versuchen, unsere Entscheidungen rational zu begründen. Die Motivation zu handeln, ist dagegen häufig emotional. Das ist beim Abnehmen nicht anders. Wir nehmen nicht wegen einer drohenden koronaren Herzkrankheit, Diabetes oder einem Schlaganfall ab.

Ihre Motivation zum Abnehmen muss kein hehres medizinisches Ziel sein. Sie müssen nicht die Gesundheit ins Feld führen, um ein paar Kilos loswerden zu wollen. Es reicht vollkommen, wenn Sie beim Blick in den Spiegel zusammenzucken. Oder schiefe Blicke in der Öffentlichkeit nicht mehr ertragen. Oder ihnen auch die letzte Hose nicht mehr passt und der Hemdknopf am Bauchnabel spannt.

Unsere Motivation sehen wir im Spiegel, spüren sie beim Hosenkauf und fühlen sie in Form ständiger Unsicherheit. Im Mai 2006 veröffentlichte die Uni Yale eine Onlineumfrage: Nahezu die Hälfte von 4000 Befragten gab an, statt fett zu sein, lieber ein Jahr früher sterben zu wollen. Das Horrorszenario Dicksein war für die Befragten so schrecklich, dass 15 bis 30 Prozent selbst eine Trennung vom Partner, Unfruchtbarkeit, Depressionen oder den Absturz in den Alkoholismus dem Übergewicht vorziehen würden.

Krankheit als Abnehm-Motivation?

Hausärzte können ein Lied davon singen: Der Rat, abzunehmen, gehört zu den am wenigsten effektiven in der ärztlichen Praxis überhaupt. Er ist ähnlich erfolgversprechend wie die Aufforderung, das Rauchen aufzugeben. Vor den kardiologischen Stationen der meisten Krankenhäuser können Sie im Raucherbereich die Herzinfarktpatienten der vergangenen Tage treffen. Und in der Cafeteria sitzen die Patienten mit hohen Cholesterinwerten bei Sahnetorte. Übermäßiges Essen ist eine Sucht, die wird man nicht einfach los.

Eine Antwort auf die Frage, was eigentlich dem Dicken und seiner Psyche guttut, wäre für die Betroffenen hilfreich – gute Untersuchungen zu diesem Thema sind rar. Mit den üblichen Ratschlägen – stellen sie Ihren Lebenswandel um, nehmen Sie ab, leben Sie gesünder – kann man den Menschen helfen, nicht mehr dick zu sein. Wie helfe ich aber den Dicken, ein positives Selbstbild zu bekommen? Ein Patient, der 30 auf 120 Kilo abgenommen hat, hat Außergewöhnliches geleistet, fühlt sich aber weiter unwohl. Natürlich werden Sie sich besser fühlen, wenn Sie abgenommen haben, selbst wenn es nur einige wenige Pfunde sind. Aber natürlich werden Sie damit nicht alle Ihre Probleme lösen können. In manchen Dingen sind klinische Studien und die darauf basierenden Therapien eben nicht der Weisheit letzter Schluss.

Zwei Dinge: Essen und Ernährung

Essen und Ernährung sind nicht das Gleiche, obwohl sie doch dasselbe bezeichnen. Essen ist für uns ein Gesamterlebnis: Ein gemeinsames Abendessen bei Kerzenschein, ein ausgelassenes Festmahl, ein gemütliches Frühstück mit Freunden. Ernährung dagegen hat etwas mit Vitaminen und Kalorienzählen zu tun. Eine aufschlussreiche Studie der beiden Ernährungspsychologen Volker Pudel und Joachim Westenhöfer untersuchte Anfang der 1990er Jahre, was Menschen mit den beiden Begriffen in Verbindung bringen. Demnach steht Essen für Lust und Genuss, während Ernährung mit Gesundheit assoziiert wird.

Was wir essen, wird zunächst vom Nahrungsangebot bestimmt: Die weite Verbreitung der Kartoffel in der deutschen Küche als Hauptgericht und Beilage entspringt keiner philosophischen Leidenschaft, sondern der Verfügbarkeit selbst in Notzeiten. Zu jeder Zeit haben die Menschen versucht, das Beste aus den Nahrungsmitteln zu machen, die sie bekamen: ein zufriedenstellendes, gut schmeckendes Gericht. Beim Essen spielen gegenüber der Ernährung also vor allem der Geschmack und die Zubereitung seit jeher eine große, wenn nicht sogar die entscheidende Rolle.

Heute sind für fast jeden von uns alle Grundnahrungsmittel und vieles darüber Hinausgehende in nahezu unbegrenzten Mengen und zu jeder Zeit verfügbar. Wenigstens die Zahlungskräftigen unter uns können sich also Gedanken über ihre gesundheitserhaltende Ernährung machen, weil sie sich um das reine Essen zum Überleben nicht arg kümmern müssen.

Wie wir das Essen lernen

Essen lernen wir in zwei Schritten. Zunächst gilt es, körperliche Bedürfnisse zu stillen, also Hunger und Durst. Beim Neugeborenen, dem die Brust gegeben wird, steuern Hunger und Sättigung die Nahrungsaufnahme. Kann das Kind mitentscheiden, was es zu sich nimmt, kommen weitere Bedürfnisse ins Spiel.

Volker Pudel vergleicht das Essenlernen in der Kindheit mit dem Lernen der Muttersprache: Die Fähigkeit, das Essen zu lernen, ist angeboren. Wie sich das Kind spezialisiert, wird von seiner Umgebung beeinflusst, es gibt also einen kulturellen Geschmack.

In der Realität trainieren wir zu Hause, in Kindergarten und Schule bestimmte Essmuster, die wir unser ganzes Leben lang als »normal« ansehen. Engländer, die bereits zum Frühstück warme Würstchen und gegrillte Tomaten verspeisen, beweisen die Bedeutung dieser Prägung durch die jeweilige Landeskultur. Das Kind lernt verschiedene Speisen kennen, die es später mögen wird. Während Süßes bereits dem Säugling schmeckt, mögen wir Salziges, Bitteres oder Saures meist erst später im Leben. Einerseits mögen Kinder Speisen nicht unbedingt automatisch, obwohl ihre Eltern sie gerne essen, andererseits lehnen sie häufig Dinge ab, die schon ihren Müttern nicht schmecken.

Trotzdem gibt es eine von der Umgebung unabhängige biologische Kontrolle unseres Essverhaltens bereits im Kleinkindalter. Pudel und Westenhöfer berichten in ihrem Buch »Ernährungspsychologie« von einem Versuch mit neun Monate alten Säuglingen in einer amerikanischen Klinik, die in einem Experiment bis zu zwölf Monate lang ihre Ernährung aus einem großen Angebot selbst zusammensuchen mussten. Sie ernährten sich optimal für Wachstum, Gewicht, Knochenentwicklung, Muskulatur und Gesundheit. Unabhängig von äußeren Einflüssen änderten sich ihre Vorlieben für bestimmte Speisen. Die Babys wählten also automatisch die Nahrung, die für ihre Entwicklung die Beste war.

Ist Essen eine Sucht?

Spontan würden wir sagen: natürlich nicht. Hirnforscher haben aber frappierende Ähnlichkeiten zwischen Essen und dem menschlichen Suchtverhalten gefunden. Und wer Herr darüber ist, wie wir essen, ist noch nicht klar. Verschiedene Hirnzentren registrieren, dass und was wir essen. Der präfrontale Kortex hinter der Stirn, der tief im Hirninneren liegende Mandelkern (Amygdala) und der Streifenhügel (Striatum) erkennen und speichern das Essen. Geschmack und Geruch treffen in Nervenzellen oberhalb der Augen hinter der Stirn (im orbitofrontalen Kortex) und im Mandelkern auf akustische und Druck- sowie Tastwahrnehmungen und werden dort weiterverarbeitet. Während der Mandelkern vor allem für das Lernen verantwortlich ist, verknüpft der orbitofrontale Kortex das Gelernte und hält die Informationen immer aktuell.

Beim Essen wirkt ein Belohnungsprinzip ähnlich dem eines Abhängigen, wenn er seine Droge nimmt. Eine Mischung aus Mögen, Wollen und gelernten Erinnerungen beeinflusst unsere bewussten und unbewussten Entscheidungen. Beim Essen werden nicht einfach die vielzitierten Endorphine in Form des Botenstoffes Dopamin ausgeschüttet. Vielmehr sind sogenannte μ-Opioide in verschiedenen Hirnzentren für das Wohlgefühl verantwortlich. Das Dopaminsystem ist dagegen für das Wollen von Bedeutung. Und hier gilt wie beim Junkie: Wollen und Verlangen können beim Essen losgelöst sein vom Mögen. Wer Heißhunger auf Schokolade hat, der stopft auch die dritte Tafel in sich hinein. Selbst wenn er objektiv zugeben müsste, keine Schokolade mehr sehen zu können.

Das vom Essen ausgelöste Wohlgefühl – quasi die Belohnung fürs Essen – kann jede vom Körper gewollte Stoffwechselregulierung übertrumpfen. Das Leptin-Ghrelin-System ist kein simples An-Aus-Schaltersystem. Durch seine Vernetzung mit dem gesamten restlichen Gehirn ist die Steuerung wesentlich komplizierter. Und auch Leptin und Ghrelin sind von der Natur nicht zur Gewichtskontrolle ausgelegt, sondern zur Sicherstellung der Energieversorgung. Bei Dicken ist also nicht das Kontrollsystem kaputt, wie häufig behauptet wird. Die Umwelt, in der es heute arbeitet, führt aber dazu, dass der Körper ständig mit viel zu viel Energie versorgt wird. Dass infolge dieser Umwelteinflüsse die Kontrollmechanismen des Körpers von Signalen wie Werbung, Düften und Essen ausgeschaltet werden können, wurde in Tierversuchen bereits bewiesen.

Einflussfaktor Nummer eins: die Umwelt

Wir können uns nicht von ihr lösen, den Menschen nicht von ihr getrennt betrachten. Unsere Umwelt beeinflusst uns, was immer wir tun. Die vergeblichen Versuche, unser Verhalten zu ändern oder unseren Stoffwechsel zu beeinflussen, sehen Ernährungsforscher als deutlichen Hinweis: Die Umwelt hat den größten Einfluss auf unser Gewicht. Jeder Eingriff in den Körper verspricht weniger Erfolg, als etwas an unserer Umwelt zu verändern, meinen Forscher. Die Umwelt hat den größten Einfluss auf unser Essverhalten.

Menschen reagieren nicht auf Energiemangel oder ein Zuviel an verfügbarer Energie, indem sie die Essmenge korrigieren. Tatsächlich konnte bei Versuchen mit Studenten in den USA dieses Verhalten nachgewiesen werden: Die Testpersonen bekamen zunächst kein Frühstück und aßen infolgedessen zum Mittagessen mehr. Allerdings holten sie den Rückstand durch das verlorene Frühstück nicht mehr voll auf, sie nahmen also insgesamt weniger zu sich. Umgekehrt führten Snacks vor vollen Mahlzeiten bei Versuchspersonen nicht dazu, dass die anschließend gegessene Portion kleiner ausfiel. Menschen reagieren also nicht auf den veränderten Energiegehalt ihrer Nahrung. Was dagegen sehr wohl die Portionsgröße beeinflusst ist die Annahme, wie viel Energie in einem Nahrungsmittel enthalten sei. Sind wir etwa überzeugt davon, Butter enthalte mehr

Fett als Margarine, so greifen wir eher zur Margarine – obwohl sie genauso viel Fett enthält – und essen mehr davon, als gesund für uns ist. Oder wir stürzen uns auf Weingummi, ohne Fett vermeintlich gesund, und verlieren den enthaltenen Zucker aus dem Blick.

Auf jeden Fall gilt: Je mehr wir serviert bekommen, desto mehr essen wir. Und auch mit je mehr Menschen wir gemeinsam essen, desto mehr essen wir. Was uns dabei angeboten wird, entscheidet letztendlich über die aufgenommenen Kalorien. Am wenigsten kalorienreich essen übrigens Vegetarier. Dass sie weniger an Übergewicht leiden, mag allerdings auch daran liegen, dass Vegetarier prinzipiell mehr auf gesundes, fettarmes, vollwertiges Essen achten und vermutlich auch mehr Sport treiben.

Einen weiteren Hinweis auf die Bedeutung der Umwelt für unser Gewicht liefert die Beobachtung von Einwanderern. Je länger in die USA eingewanderte Menschen dort leben, desto eher liegt ihr BMI über einem Wert von 25 oder gar 30. Auch Studien an Ehepaaren sprechen dafür, dass die Umwelt und unsere Lebensbedingungen unser Gewicht stärker beeinflussen als unsere Gene: Das Körpergewicht von Ehepaaren hängt statistisch gesehen zusammen und gleicht sich immer weiter an, je länger die Ehe dauert. Die Gene können daran nicht schuld sein, ein sehr ähnlicher Lebenswandel dürfte dagegen die Regel sein. Nach der Hochzeit wird übrigens gemeinsam zugenommen, nach der Scheidung sinkt ebenso einträchtig das Körpergewicht.

4 So nehmen Sie richtig ab

Abnehmen ist nicht unmöglich, es ist nicht einmal besonders schwer. Schlank bleiben dagegen ist harte Arbeit – und nur die wenigsten schaffen es langfristig. Es gibt sie, die erfolgreichen Abnehmer. Erfahren Sie, wie Sie gesund abnehmen und mit welchen Mitteln Sie Ihr neues Gewicht halten. Sie lernen, was nicht funktioniert und worauf Sie besonders achten müssen. Stellen Sie sich darauf ein, weniger und anders zu essen, mehr Bewegung in Ihren Alltag zu integrieren und ein Leben lang auf Ihr Gewicht zu achten.

Schritt 1: Gewicht verlieren – ein Überblick über die Diäten

Sie kennen die Unkenrufe, vielleicht aus eigener Erfahrung: »Diäten funktionieren alle nicht.« – »Mit Diäten nimmt man nicht ab.« – »Ich habe schon alles probiert, dünner bin ich trotzdem nicht geworden.« An all diesen Aussagen ist etwas Wahres dran, leider treffen sie den Kern nicht: Diäten funktionieren schon, wenn Sie weniger Kalorien zu sich nehmen, als Sie verbrauchen. Man nimmt mit ihnen ab. Diäten funktionieren aber nur genau so lange, bis die Diät vorbei ist. Haben Sie in dieser Zeit nichts darüber gelernt, wie Sie sich nach der Diät verhalten sollten, nehmen Sie wieder zu, und zwar bis zu Ihrem Ausgangsgewicht oder darüber hinaus (der bekannte Jo-Jo-Effekt, siehe auch S. 69).

Es geht in diesem Buch nicht um Glaubensgemeinschaften, die ein einzelnes Lebensmittel oder bestimmte Lebensmittelgruppen in den Vordergrund rücken, sondern um Diäten. Eine Diät ist eine ausgewogene Ernährung, mit der Sie trotz einer Gewichtsabnahme Ihrem Körper immer noch alle benötigten Nährstoffe geben.

Dieser Mechanismus erklärt auch ein erstaunliches wirtschaftliches Phänomen: Der Diätindustrie liegt ein auf den ersten Blick selbstzerstörerisches Geschäftskonzept zugrunde. Erfüllt ein Diätratgeber oder ein Diätprogramm den Wunsch des Kunden und macht ihn ein für alle Mal schlank, ist dieser Kunde für die Zukunft sicher verloren. Auf den zweiten Blick ist das Geschäftskonzept Diät deshalb so schlüssig wie kaum ein zweites: Die Diätindustrie erhält sich ihren Kunden. Anbieter A lässt ihn ein paar Pfund abspecken, nach dem erfolgten Jo-Jo-Effekt kommt Anbieter B mit einem Alternativkonzept. Beim nächsten Mal hat Anbieter A eine neue Idee, die der Kunde ausprobiert. Davon leben viele Unternehmen ziemlich gut.

Auch, wenn die Diät funktioniert hat: was nicht funktioniert, ist das Halten des nach der Diät erreichten Gewichts. Hier fängt die wirkliche Arbeit an, über die viele Diätkonzepte wenige Worte verlieren. Auch dafür gibt es Tipps, doch dazu später mehr. Zunächst geht es darum, ein paar Kilos loszuwerden.

Die gute Nachricht: Mit Diäten können Sie abnehmen

Erfreulicherweise sind sich Diätenforscher in diesem Punkt einig: Mit Diäten können Sie abnehmen. Mit kalorienarmen Diäten nehmen Sie in drei bis zwölf Monaten knapp zehn Prozent Ihres Körpergewichts ab. Kalorienarm heißt für Frauen, am Tag nur etwa 1000 bis 1200 Kilokalorien zu essen, bei Männern sollten es zwischen 1200 und 1400 Kilokalorien sein.

Mit stärker kalorienreduzierten Diäten geht es zwar noch schneller, allerdings sollten Sie solche Diäten höchstens vier Monate lang und nur unter ärztlicher Aufsicht durchführen, da es durch den raschen Gewichtsverlust zu körperlichen Reaktionen kommen kann, die ein Arzt überwachen muss.

»Dieting makes you fat« (Diäten machen dich fett) überschrieben Geoffrey Cannon und Hetty Einzig 1983 ihr Buch, dem eine populäre Betrachtung zugrunde liegt: Wer mit Diäten versucht abzunehmen, der wird hinterher umso dicker. Der britische Forscher Andrew Hill untersuchte 2004 das vermeintliche Paradoxon, dass ein Verhalten, das dünner machen soll, tatsächlich dicker macht. Er kommt nach seiner Überprüfung dieser These anhand wissenschaftlicher Studien zu einem anderen einleuchtenden Schluss: Diäten machen nicht dick, sondern dicke Menschen versuchen eher, mit Diäten abzunehmen, als dünne Menschen.

Die Wahrnehmung, Diäten machten dick, beruht auf einem Fehlschluss: Wir sagen solchen Menschen, denen es gelungen ist, über einen langen Zeitraum ihr Gewicht zu reduzieren und diesen Gewichtsverlust zu halten, nach, ihr Ziel nicht mit Diäten erreicht zu haben. Dafür fallen uns andere Begründungen ein: »Sie hat sich nur ein bisschen zurückgehalten.« – »Er hat etwas mehr Sport gemacht.« – »Sie fährt jetzt immer mit dem Fahrrad zur Arbeit.« – »Sein Arzt hat ihn vor einem Herzinfarkt gewarnt, seitdem isst er Schinken statt Wurst.« Die Betreffenden haben also eine kalorienreduzierte Diät gemacht und anschließend durch geänderte Essgewohnheiten und mehr Bewegung ihr Gewicht gehalten. Diäten machen nicht dick. Nach der Diät essen wie vor der Diät macht dick.

Die Diätart ist egal

Wenn Sie abnehmen wollen, kommt es vermutlich nicht so sehr darauf an, in welcher Zusammensetzung Sie weniger Kalorien aufnehmen, sondern dass Sie weniger Kalorien aufnehmen. Die Mischung aus Kohlenhydraten, Proteinen und Fett ist unter anderen Gesichtspunkten interessant: Wie versorge ich mich trotz einer Kalorienersparnis mit allen benötigten Nährstoffen?

Um ein Kilo Körpergewicht zu verlieren, müssen Sie ungefähr 7000 Kilokalorien einsparen. Wie Sie das machen, ist dem Körper zunächst einmal egal. Da Sie aber beim Essen satt werden wollen – und sollen –, auch wenn Sie eine Diät machen, kommt es auf die Zusammenstellung Ihrer Mahlzeiten an. Wenn Sie sehr fettreich, aber proteinarm essen, werden Sie wesentlich mehr Kalorien zu sich nehmen, bis Sie satt sind. Essen Sie dagegen relativ protein- und kohlenhydratreich, aber fettarm, können Sie große Mengen essen, ohne viele Kalorien aufzunehmen.

Wenn Sie übergewichtig sind und es schaffen, nur etwa 20 bis 30 Prozent Ihrer benötigten Energie als Fett zu sich zu nehmen, werden Sie sogar an Gewicht verlieren, selbst wenn Sie nicht darauf achten, wie viele Kohlenhydrate Sie zu sich nehmen. Allerdings ist es nicht einfach, dauerhaft so wenig Fett zu essen. Zum Vergleich: Der Durchschnitt liegt in Deutschland bei etwa 35 bis 37 Prozent Fett.

Sehr proteinreiche Diäten (z. B. Atkins) scheinen besser zu sättigen als kohlenhydratreiche, fettreduzierte Diäten (ausgewogene Diäten). Vermutlich nehmen Sie deshalb mit proteinreichen, kohlenhydratarmen Low-Carb-Diäten in den ersten sechs Monaten etwas schneller und auch mehr ab als mit ausgewogenen Diäten. Selbst die Blutfettwerte scheinen sich bei diesen Diäten im ersten halben Jahr stärker zu verbessern als bei fettreduzierten Diäten. Allerdings halten viele Teilnehmer Low-Carb-Diäten vermutlich aufgrund der Einseitigkeit nicht lange durch. Der Vorteil schwindet, nach einem Jahr lässt sich kein Unterschied mehr zwischen Low-Carb und ausgewogenen Diäten feststellen. Ein weiterer Nachteil der Low-Carb-Diäten ist die Unsicherheit über mögliche Spätfolgen, da es keine Langzeitstudien gibt.

Eine ausgewogene Diät mit relativ wenig Fett reduziert nicht nur Ihr Gewicht, sondern tut auch Ihrer Gesundheit gut: Ihr Stoffwechsel erholt sich, Ihre Cholesterinwerte nähern sich den Normalwerten an.

Die physikalische Wahrheit »eine Kalorie ist immer eine Kalorie« stimmt bei der Sättigung nur bedingt. 100 Kilokalorien eines proteinreichen Essens machen schneller und länger satt als 100 Kilokalorien eines fettreichen Essens. Die australische Forscherin Jennie Brand-Miller hat in ihren Untersuchungen bis zu siebenfache Sättigungsunterschiede zwischen verschiedenen Nahrungsmitteln gefunden. Und der Grad unserer Sättigung bestimmt laut ihrer Aussage mit, wie viel wir bei der nächsten Mahlzeit essen. Diese Tatsache ist wegweisend für unser Essverhalten bei einer Diät: Eine ausgewogene Ernährung, die sowohl viele Kohlenhydrate als auch relativ viel Protein enthält, macht es uns leichter, weniger zu essen, als fettreiche Kost.

Hier kommt auch der glykämische Index (GI) wieder ins Spiel: Nahrungsmittel mit niedrigem glykämischen Index sollen bei gleicher Kalorienzahl besser sättigen als solche mit hohem GI. Tatsächlich gibt es Hinweise darauf, dass man mit Diäten, die auf Nahrungsmittel mit niedrigem GI setzen, stärker abnimmt als mit solchen mit hohem GI. Wie so oft gibt es dazu aber keine Langzeitstudien, die eine allgemeine Aussage erlauben würden.

Seine Ernährung nach dem glykämischen Index zusammenzustellen ist leider ziemlich kompliziert. Wir sind noch nicht so weit, dass im Supermarkt auf den Packungen ein einfaches Symbol für die GI-Qualität von Nahrungsmitteln aufgedruckt wäre. Bis es so weit ist, dürfte gelten, dass der glykämische Index bei der Ernährung eine untergeordnete Rolle spielt.

Bei der Wahl der Diät kommt es also auf drei Dinge an: Erstens muss Sie zu Ihnen passen. Zweitens müssen Sie mit ihr alle Nährstoffe ausreichend zu sich nehmen. Und drittens müssen Sie mit dieser Diät weniger Kalorien aufnehmen, als Sie verbrauchen. Diäten mit einem moderaten Fettanteil (bis zu 30 Prozent), sorgfältig ausgewählten Nahrungsmitteln für die vollständige Nährstoffversorgung und reduzierten Kalorien sind meistens die richtige Wahl. Nicht zufällig entsprechen praktisch alle von wissenschaftlichen Fachgesellschaften wie der DGE oder Regierungsbehörden wie dem US-Gesundheitsministerium vorgeschlagenen Diäten diesem Typ.

Zweifelhaft: fettreiche und kohlenhydratarme Diäten

Es gibt keine einheitliche Definition, was kohlenhydratarme Diäten sind. Die meisten Wissenschaftler sprechen davon, wenn am Tag weniger als 100 Gramm Kohlenhydrate gegessen werden. Der Durchschnittswert in Deutschland liegt – bei normaler Ernährung – bei etwa 270 Gramm am Tag. In Energie ausgedrückt stammen bei einer Low-Carb-Diät zehn bis 30 Prozent aus Kohlenhydraten, in der durchschnittlichen deutschen Ernährung ist es knapp die Hälfte der Energie. Und damit immer noch deutlich weniger, als die Richtlinie der DGE – mehr als die Hälfte – beinhaltet.

Zu den bekanntesten kohlenhydratarmen Diäten, den sogenannten Low-Carb-Diäten und allen mit ihnen verwandten Diäten gehören z. B. die Atkins-Diät, die Mayo-Diät, die South-Beach-Diät und die Hollywood-Star-Diät.

Und so sollen die Low-Carb-Diäten funktionieren: Kommen viele Kohlenhydrate im Körper an, muss der Körper sie entweder verbrauchen oder einspeichern. Letzteres tut er nach Meinung der Low-Carb-Gläubigen immer, indem er Fett aus ihnen bildet und dieses Fett speichert. Ignoriert wird bei dieser Behauptung die Tatsache, dass erst ab einer Menge von täglich 400 bis 500 Gramm Kohlenhydraten diese in Fett umgebaut werden und als Fett gespeichert werden. Regelmäßig 400 Gramm Kohlenhydrate an einem Tag zu essen schaffen aber nur die wenigsten Menschen, selbst wenn sie übergewichtig sind. Laut Low-Carb-Theorie wird Fett auf der anderen Seite nur dann abgebaut, wenn im Blut keine Kohlenhydrate aus der Nahrung mehr vorhanden sind, die Energie liefern könnten. Aus diesen Gründen soll man so kohlenhydratarm wie möglich essen.

Die Idee der Low-Carb-Diäten stammt bereits aus dem Jahr 1863, als der britische Bestatter William Banting in seinem »Letter on Corpulence« berichtete, wie er mit einer kohlenhydratarmen Ernährung 21 Kilo abgenommen hat.

Die mit Abstand bekannteste fettreiche, kohlenhydratarme Diät ist die Atkins-Diät. Sie basiert auf dem 1972 erschienenen Buch »Dr. Atkins' Diet Revolution«, und der überarbeiteten, 20 Jahre jüngeren Version »Dr. Atkins' New Diet Revolution«. Laut Atkins selbst ist seine Diät eine lebenslange Ernährungsphilosophie, zu der Multivitaminpräparate und regelmäßige Bewegung gehören. Ihren Charme macht für viele die fehlende Beschränkung von Kalorien und die völlige Freigabe von Fett und Proteinen aus. Für die Behauptung, die kohlenhydratarme Ernährung würde den Stoffwechsel des Fettgewebes aktivieren und dadurch zu Gewichtsverlust führen, gibt es jedoch keinerlei Beweise. Kritische Forscher machen die Eintönigkeit einer Atkins-Ernährung für die Gewichtsabnahme verantwortlich: Den Atkins-Jüngern wird das Essen schlicht verleidet. Der hohe Proteingehalt der Nahrung trägt seinen Teil dazu bei, weil er sehr sättigend wirkt.

Die Atkins-Diät und ihre Folgen

Zu den kohlenhydratarmen Diäten gehört die Atkins-Diät, die keine Grenzen für Kalorienaufnahme, Fett oder Proteine vorgibt. Allerdings gibt es mehr als 30 Jahre nach ihrer Erfindung **noch immer keine Langzeitstudien** über ihre möglichen Folgen. Da negative Auswirkungen auf die Gefäße und das Herz-Kreislauf-System aber wahrscheinlich sind, sollten Sie die Finger von ihr lassen, wenn Sie an Krankheiten wie Diabetes, Herz-Kreislauf-Krankheiten oder Gefäßerkrankungen leiden.

Bei der Atkins-Diät wird durch die eingeschränkte Lebensmittelwahl (viel Fleisch, kaum Obst, Gemüse und Getreide) wissentlich eine Mangelernährung an Vitaminen und Mineralstoffen herbeigeführt, die mit Hilfe von Vitaminpräparaten ausgeglichen werden muss. Damit ist diese von Befürwortern als natürliche, ursprüngliche Ernährung dargestellte Diät als geradezu beispielhaft unnatürlich entlarvt. Es gibt kaum eine ernährungsmedizinische Fachgesellschaft, die nicht von der Atkins-Diät abrät: Der Stoffwechsel könnte aus dem Gleichgewicht geraten (noch mehr, als er es bei Übergewichtigen sowieso schon ist), Herz-Kreislauf-Krankheiten und Typ-2-Diabetes werden möglicherweise begünstigt, Bluthochdruck, Nierensteine und Osteoporose drohen. Wer sich strikt an die Atkins-Diät hält, muss mit Kopfschmerzen und Verstopfung rechnen, was dem Mangel an Früchten, Gemüse, Getreide und Ballaststoffen geschuldet sein dürfte.

Die zur Atkins-Diät verfügbaren Studien sind schlecht, weil zu kurz und mit zu wenigen Teilnehmern durchgeführt. Bei einer

Diät, die seit mehr als 30 Jahren mit erheblichem Aufwand beworben wird und das Allheilmittel schlechthin sein soll, verwundert das besonders. Erstaunt stellt Dena Bravata von der Stanford University 2004 in einem Überblick fest, dass ihre Zusammenfassung des verfügbaren Wissens über die Atkins-Diät der erste wissenschaftliche Überblick dieser Art in englischer Sprache sei. Und Janet King vom US-Landwirtschaftsministerium weist in einem Artikel über beliebte Diäten auf falsche Zitate, unbelegte Behauptungen und Widersprüche in Atkins' Büchern hin. Nachdem Low-Carb-Diäten allgemein und unter ihnen speziell die Atkins-Diät in den USA und auch in einigen Ländern Europas zu Beginn des Jahrtausends beliebt waren wie nie, geht die Begeisterung für sie mittlerweile wieder deutlich zurück.

Zu Beginn der Atkins-Diät verlieren Teilnehmer Gewicht, weil sie Wasser verlieren. Bei einer ausgewogenen Diät dagegen verlieren Sie von Beginn an hauptsächlich Fett.

Unsicher: der glykämische Index

Verschiedene Diäten berufen sich auf den GI oder die glykämische Last (GL) und bevorzugen eine Ernährung mit relativ niedrigem Kohlenhydratgehalt. Unter dem Namen GI firmieren auch einige Theorien, die nicht eine zeitlich begrenzte Diät zum Abnehmen, sondern Ernährungsphilosophien mit erwünschtem Abnehmeffekt anpreisen.

Beispiel ist die auf der LOGI-Pyramide (Buchtitel: »Low Glycemic Index Pyramid«) des Harvard-Forschers David Ludwig aufbauende Ernährung. Der Ernährungswissenschaftler Nicolai Worm hat die LOGI-Pyramide aufgegriffen und im deutschsprachigen Gebiet populär gemacht (»LOGI-Methode: Glücklich und schlank«).

Michel Montignacs Programm (»Die Montignac-Methode«) und die von Marion Grillparzer vertretene GLYX-Diät (»Die GLYX-Diät. Abnehmen mit Glücks-Gefühl«) beziehen sich ebenfalls auf den glykämischen Index.

Zu kompliziert und zu wenig erforscht: der GI

Kurz gesagt geht es immer um das Gleiche: Lebensmittel mit niedrigem GI sind solchen mit hohem GI vorzuziehen. Verschiedene Schwierigkeiten sprechen gegen diese Methoden: Die Ernährungsformen, die Worm, Montignac und Grillparzer empfehlen, sind teilweise sehr fett- und proteinhaltig. Das kann zu Problemen an Nieren und Leber – Überschwemmung mit Aminosäuren, Harnstoff, Ansäuerung – führen. Alle genannten Diäten ignorieren die Schwierigkeiten mit dem GI. Es ist unbekannt, wie verschiedene Menschen in puncto GI auf die unterschiedlichen Lebensmittel reagieren. Der GI variiert massiv, je nachdem, welche Personengruppen getestet wurden. Und die untersuchten Gruppen waren so klein, dass sich eigentlich jede einheitliche Aussage über den GI verbietet.

Darüber hinaus ist das Verhalten der Nahrungsmittel in zusammengesetzten Speisen nahezu gänzlich unbekannt. Und ohne fundiertes Fachwissen ist kein Mensch in der Lage, sich durch die meterlangen und verwirrenden GI- und GL-Listen durchzukämpfen und hinterher im Supermarkt noch zu wissen, welche Lebensmittel die guten und welche die schlechten waren. Eine eindeutige und einfach zu verstehende Markierung der Packungen wäre das Minimum, um mit einer Berücksichtigung des GI im Alltag anfangen zu können. Vom fehlenden Nachweis seiner Bedeutung für Gesundheit und Abnehmen ganz zu schweigen.

Einen Weg, der den Vorschlägen der DGE und anderer Fachgesellschaften wesentlich näher kommt und insgesamt ausgewogener erscheint, schlägt der ebenfalls an der Harvard University forschende Walter Willett mit seiner »Healthy Eating Pyramid« (Gesund-essen-Pyramide) vor. Sein Buch »Eat, Drink, and Be Healthy« (Iss, trink und sei gesund) gibt es nur auf Englisch. Willett sortiert Fette nach ihrer Qualität (ungesättigte und gesättigte Fettsäuren) und legt Wert auf Vollkornprodukte, Obst und Gemüse. Auch er räumt der glykämischen Last mehr Bedeutung ein, als deutschen Experten vertretbar erscheint, stützt sich aber für seine Ratschläge auf sehr große, lange dauernde Studien. Seine Vorschläge beeinflussten in Amerika die Diskussion, die 2005 zur neuen US-Ernährungspyramide führte, die auch Auswirkungen auf die Leitlinien der deutschen Fachgesellschaften hat.

Ideal: ausgewogene Diäten

Bei diesen Diäten wird der Ernährungsmix eingehalten, den praktisch alle internationalen Fachgesellschaften und die meisten Experten für den nach wissenschaftlichen Erkenntnissen empfehlenswertesten halten: bis zu einem Drittel der Energie aus Fett, bis zu einem Fünftel aus Proteinen und mindestens die Hälfte aus Kohlenhydraten.

Ihre Ernährung sollte immer ausgewogen sein, auch wenn Sie die aufgenommenen Kalorien nicht reduzieren, um Gewicht zu verlieren.

Beispiele gibt es viele: Die von der DGE in ihrem Ernährungskreis, der dreidimensionalen Ernährungspyramide, und den »Zehn Regeln der DGE« empfohlene vollwertige Ernährung entspricht einer ausgewogenen Diät. Auch die von Weight Watchers oder der *Brigitte*-Diät empfohlene Ernährung ist eine ausgewogene Diät. Die Programme »Ich nehme ab« der DGE, »Abnehmen mit Genuss« von der AOK, die jetzt »Pfundsfit« genannte »Pfundskur« ebenfalls von der AOK und »Lean and Healthy« des Hamburger Ernährungspsychologen Joachim Westenhöfer basieren auf ausgewogenen Diäten.

Ziel einer ausgewogenen Ernährung ist es, Ihnen eine große Auswahl an Lebensmitteln zu bieten und gleichzeitig den Körper mit allen notwendigen Nährstoffen zu versorgen. Mit dieser Art der Ernährung können Sie dann Gewicht verlieren, wenn Sie die aufgenommene Kalorienmenge so weit reduzieren, dass Sie mehr Energie verbrauchen, als Sie zu sich nehmen. Und Ausrutscher sind erlaubt: Wenn es einen Grund für ein Festessen gibt, sollten Sie nicht als Einziger am Tisch Mineralwasser und trockenes Brot essen müssen. Solange Sie hinterher wieder zu Ihrer kalorienreduzierten Ernährung zurückkehren, nehmen Sie auch weiter ab.

Für das Abnehmen vor einer Ernährungsumstellung, mit der Sie dann langfristig Ihr Gewicht halten, sind ausgewogene Diäten genau das Richtige. Idealerweise sind sie bereits Teil eines Programms, für das Sie sich begeistern lassen. Auch auf eigene Faust können Sie damit bis zu einem Zehntel Ihres Ausgangsgewichts verlieren.

Mit einer kalorienreduzierten ausgewogenen Diät können Sie knapp zehn Prozent Ihres Ausgangsgewichts in drei bis zwölf Monaten abnehmen. Wenn Sie sich mit wenig Fett ernähren (20 bis 30 Prozent), nehmen Sie sogar ab, wenn Sie Ihre Kalorienaufnahme nicht bewusst kontrollieren. Achten Sie darauf, nur zwischen 1000 und 1200 Kalorien (Frauen) bzw. 1200 und 1400 Kalorien (Männer) zu sich zu nehmen, nehmen Sie noch mehr ab. Ihr schlechtes LDL-Cholesterin sinkt, die Neutralfettwerte normalisieren sich, das erwünschte HDL-Cholesterin nimmt zu. Für all das gibt es ausnahmsweise einmal Belege aus großen, unabhängigen Langzeitstudien.

Für sehr Dicke: stark kalorienreduzierte Diäten

Diese Diäten sind nichts für den Heimwerker: Unter medizinisch-therapeutischer Kontrolle bekommen Adipöse am Tag weniger als 800 Kilokalorien. Meistens werden für diese »Very Low Calorie

Diets« (VLCD) fertig vorproduzierte Flüssigmahlzeiten eingesetzt, die nach der Diätverordnung produziert sein müssen, um die minimalen Nährstoffbedürfnisse des Körpers zu befriedigen. Diese Diäten sind bei sehr dicken Patienten sinnvoll, weil sie in den ersten Monaten des Abnehmens zu dramatischen Gewichtsverlusten führen, was die Patienten motiviert. Ohne ein begleitendes Programm und eine langfristige Therapie sind solche Diäten allerdings ebenso wie allen anderen sinnlos.

Schritt 2: Strategien gegen den Jo-Jo-Effekt

Sie kennen das Problem: Nach der erfolgreichen Diät kehren Sie erleichtert zurück zu Ihren alten Gewohnheiten. Endlich müssen Sie die Brotscheiben nicht mehr abzählen, dürfen wieder nach Lust und Laune Bier und Wein trinken, können kochen, was Sie wollen. Und ein, zwei, drei Wochen nach dem Ende der Diät haben Sie ja auch nur ein ganz kleines bisschen wieder zugenommen. Nach einem Jahr sind Sie dann wieder bei Ihrem Ausgangsgewicht. Höchste Zeit für die nächste Diät.

Die schlechte Nachricht: Mit Diäten bleiben Sie nicht schlank

Diäten sind dazu da, schlank zu werden. Sie sind allerdings nicht dazu da, schlank zu bleiben. Das stört die Erfinder populärer Diäten nicht im Geringsten, denn davon leben sie. Je obskurer eine Diät ist, desto besser funktioniert dieses Prinzip. Wenn man Ihnen weismachen will, dass Sie nur noch ein bestimmtes Lebensmittel essen sollen, dieses dafür in rauhen Mengen, können Sie sich sicher sein, dass man Ihnen ein paar Monate später ein anderes Lebensmittel als den neuen Knüller der Diätforschung präsentieren wird. Mit dem klappt's dann aber. Sicher. Hören Sie auf, von Diäten zu reden.

Wenn es ums Abnehmen geht, sollten Sie an Programme denken. Die helfen Ihnen, nach dem Abnehmen durch eine Kalorienreduktion Ihr neues Gewicht auch zu halten.

Gewicht halten entscheidet

Was passiert mit Ihnen, wenn Sie nicht abnehmen und nicht einmal versuchen, Ihr heutiges Gewicht zu halten? Sie werden immer dicker. Statistiken zeigen, dass die Dicken im Laufe ihres Lebens immer dicker werden. Es wäre also für Sie und Ihre Gesundheit schon viel gewonnen, wenn Sie heute, dick wie Sie sind, einfach nur nicht mehr weiter zunehmen würden. Noch mehr gewinnen Sie, wenn Sie ein paar Kilos abnehmen und dieses Gewicht dann halten. Selbst, wenn Sie zwischenzeitlich wieder etwas zunehmen, haben Sie den Gesamtprozess des lebenslangen Dickwerdens immerhin etwas aufgehalten.

Diät-Missverständnis

Ärzte und Patienten reden gelegentlich aneinander vorbei, wenn sie das Wort »Diät« verwenden: Während der Patient ans Abnehmen denkt, meint der Mediziner die gesamte Ernährung, die es bei Krankheiten umzustellen gilt.

Bis heute lassen Sie die meisten Diäten, die Sie in Zeitschriften und Ratgebern angeboten bekommen, im Stich, wenn die Diät selbst vorbei ist. In Wochen, manchmal nur Tagen oder gar an einem Wochenende sollen Sie Ihren Körper »fit« machen, was immer das heißen soll. Über den drohenden Jo-Jo-Effekt wird entweder nicht geschrieben oder Sie bekommen versichert, bei dieser neuen Entdeckung käme es sicher nicht dazu.

Es kommt immer zum Jo-Jo-Effekt. Immer. Auch, wenn Sie die in diesem Buch empfohlenen Programme machen, kommt es zum

Jo-Jo-Effekt. Wenn Sie es tatsächlich schaffen, nach einer Gewichtsreduktion kein einziges abgenommenes Kilogramm wieder zuzunehmen, gehören Sie zu einer beneidenswerten und kleinen Gruppe von Menschen und sollten sich glücklich schätzen. Gehören Sie jedoch – wie die meisten Ihrer Leidensgenossen – nicht dazu, können Sie trotzdem mit den richtigen Programmen verhindern, in Rekordzeit Ihr Ausgangsgewicht wieder zu erreichen oder sogar darüber hinauszuschießen.

Programme statt Diäten

Was unterscheidet ein Programm von einer Diät? Ein Programm besteht – mindestens – aus diesen Teilen: erstens einer Gewichtsreduktion durch eine kalorienreduzierte Diät; zweitens einer wie auch immer gearteten Ernährungsberatung, in der Sie lernen, wie Sie sich ausgewogen ernähren, während und nach der Gewichtsreduktion; drittens einer Bewegungsberatung, die Ihnen beibringt, welchen Stellenwert die körperliche Aktivität für Ihr Gewicht hat; viertens einer regelmäßigen dauerhaften Kontrolle, die Sie erneut motiviert, Ihr Verhalten überprüft und den Erfolg für Sie sichtbar festhält.

Die Programme sind sehr unterschiedlich konzipiert: Während Sie beim einen wöchentlich zu Ihrer Abnehmgruppe gehen, um gemeinsam über Ihre Gefühle und Probleme beim Essen zu sprechen, sitzen Sie beim anderen alleine vor dem Computer und lesen von Ernährungsberatern entworfene Lerneinheiten. Während Sie beim einen in der Abnehmphase nach der Diätverordnung produzierte Flüssigmahlzeiten trinken, liefert Ihnen ein anderes Programm fertige Mikrowellengerichte für die ersten Wochen nach Hause, beim dritten kochen Sie nach Anleitung selbst.

Wie Sie sich ausgewogen ernähren

Sie sind kein Ernährungswissenschaftler und Sie sollen auch keiner werden. Sie wollen doch nur essen. Nehmen Sie die dreidimensionale

Ernährungspyramide der Deutschen Gesellschaft für Ernährung und die »Zehn Regeln der DGE«. Merken Sie sich folgende einfache Formel: ein Drittel Fett, ein Fünftel Protein, die Hälfte Kohlenhydrate. Nehmen Sie ungesättigte Fettsäuren statt gesättigter Fettsäuren, wo Sie können. Bevorzugen Sie Vollkornprodukte gegenüber Weißmehlprodukten. Essen Sie frisches Obst und Gemüse. Und trinken Sie Wasser, Tee, ungesüßte, verdünnte Fruchtsäfte. Und ab und zu eine Cola light, wenn Sie den Geschmack nicht missen wollen.

Vergessen Sie Tabellen, die haben Sie im Supermarkt beim Einkaufen nicht im Kopf. Lernen Sie etwas über gesunde Ernährung, die DGE bietet Ihnen eine Vielzahl meist kostenloser Informationen sowohl im Internet als auch als Broschüren zum Bestellen an. Wenn Sie das, was Sie aus diesen Informationen behalten haben, auch nur zu einem Teil umsetzen, sind Sie in der richtigen Richtung unterwegs. Sollten Sie sich für ein Programm zum Abnehmen entscheiden, werden Sie noch wesentlich mehr über Ihre Ernährung lernen. Es dauert, bis Sie dieses Wissen verinnerlicht haben und es beim täglichen Einkauf im Supermarkt oder auch an der Theke der Hamburgerbraterei anwenden können.

Weniger essen ist Pflicht

Sie wollen abnehmen, aber unbegrenzt viel essen? Sie können es versuchen. Wenn Sie sehr wenig Fett (20 bis höchstens 30 Prozent) zu sich nehmen, können Sie so viele Kohlenhydrate essen, wie Sie wollen, Sie nehmen wahrscheinlich immer noch ab. In der Praxis werden Sie sich aber verdammt schwertun, sich einigermaßen normal zu ernähren und dabei so wenig Fett und so viele Kohlenhydrate zu essen.

Stellen Sie sich deshalb darauf ein, weniger zu essen. Keine Sorge, Sie werden trotzdem bei keinem der Programme verhungern. Sie müssen die Zeit durchhalten, in der Sie durch die Kalorienreduktion abnehmen sollen. Anschließend werden die Teller ähnlich voll sein wie vor dem Abnehmen – nur etwas ausgewogener gefüllt.

Durch das Abnehmen ist der Energiebedarf Ihres Körpers gesunken, weshalb Sie insgesamt nach der Diät natürlich weniger Kalorien zu sich nehmen müssen als vorher. Auch mit dieser reduzierten Kalorienaufnahme – mehr als während und weniger als vor der Diät – werden Sie den Jo-Jo-Effekt nicht ganz verhindern können, aber doch deutlich bremsen. Weniger essen heißt nicht, schlechter zu essen. Wenn Sie mit Ihrem Programm lernen, wie Sie lecker und ausgewogen kochen können, wird es Ihnen nach der Gewichtsreduktion umso besser schmecken.

Das eigene Verhalten ändern

Lassen Sie sich von niemandem erzählen, dass es leicht wird. Es wird verdammt schwer. Sie versuchen, ein Verhalten zu ändern, das Sie über Jahrzehnte gelernt haben: Ihr Essverhalten. Es wurde von Ihrem ersten Lebenstag an geprägt, es wurde durch Belohnungskreisläufe in Ihrem Gehirn immer weiter gefestigt, es hatte jahrzehntelang Zeit, sich in Ihr Zentralnervensystem einzubrennen. Es hat dazu geführt, dass Sie immer mehr zunehmen. Sie werden es nicht in vier Wochen ändern. Die Verhaltenstherapie wird heute von vielen Ernährungswissenschaftlern als der wichtigste Baustein beim Dünnbleiben nach dem Gewichtsverlust angesehen. Wenn Sie nicht lernen, wie Sie sich nach dem Abnehmen selbst im Griff behalten und gleichzeitig motivieren, wenn Sie keine Strategien entwickeln, die Sie vor dem erneuten Überessen und Nichtbewegen schützen, dann werden Sie wieder zunehmen. Deshalb wartet hier die meiste Arbeit auf Sie. Kurze Zeit wenig essen kann praktisch jeder. Das eigene Verhalten dauerhaft zu verändern schaffen nur wenige. Deshalb bleiben viele Dicke lange Zeit dick.

Ihre Verhaltenstherapie geht los mit der Selbstbeobachtung. Das kann unterschiedlich aussehen: Sie besprechen in einer Gruppe Übergewichtiger, wie und was Sie essen, Sie führen einige Tage oder Wochen ein Ernährungsprotokoll oder holen sich Rat bei Ihrem persönlichen Ernährungsberater.

Anschließend geht es darum, Ihr Verhalten unter Kontrolle zu bekommen. Was sind die Auslöser, wenn Sie zu viel essen? In welchen Situationen passiert das? Wie fühlen Sie sich dabei? Gemeinsam in der Gruppe oder mit Ihrem Berater suchen Sie nach Lösungen für solche Situationen, die das Überessen verhindern können. Um diese Kontrolle zu verstärken, machen Sie am besten mit sich selbst oder anderen Belohnungen aus, wenn Sie es schaffen, in kritischen Situationen nicht zu essen oder selbstgesteckte Ziele zu erreichen.

Mit einem Ernährungsprotokoll machen Sie sich bewusst, wie Ihr Essverhalten aussieht. Damit schaffen Sie eine Basis für die Gespräche mit Experten. Und Sie vermeiden, dass Sie aneinander vorbeireden, etwa wenn es um ausgewogene Ernährung geht.

Der vielleicht wichtigste Punkt ist die flexible Kontrolle. Natürlich geht es bei Ihrer Verhaltensänderung darum, Dinge nicht zu tun. Und natürlich werden Sie diese selbstgesteckten Grenzen gelegentlich nicht einhalten können. Genau darauf zielt das berühmte Süßigkeitenbeispiel ab: Sie haben sich als Teil Ihres Programms vorgenommen, keine Schokolade zu essen. An einem Freitagabend geht es Ihnen schlecht, Sie sind allein zu Hause, im Schrank liegt noch Ihr alter Schokoladevorrat. Nachdem Sie eine halbe Stunde lang um den Schrank herumgeschlichen sind, können Sie es nicht mehr aushalten und essen ein Stück. Sie realisieren, dass Sie Ihr eigenes Ziel nicht erreicht haben. Wütend auf sich selbst stopfen Sie daraufhin die restlichen drei Tafeln des Vorrats in sich hinein.

Sie werden in Ihrem Programm lernen, sich selbst kleine Fehler zuzugestehen. Warum sollten Sie, der Sie als Mensch überall und ständig Fehler machen, sich diese ausgerechnet bei Ihrer Ernährung nicht erlauben? Wenn Ihnen ein Ausrutscher passiert ist, dann nehmen Sie ihn zur Kenntnis und machen Sie weiter mit Ihrem Programm. Schlimm ist es nicht, wenn Sie trotz Abnahmewunsch einmal drei Tafeln Schokolade gegessen haben. Schlimm ist es, wenn Sie aufgrund dieses Regelverstoßes ganz aufhören mit dem Abnehmen. Von vornherein wäre es einfacher, wenn Sie als Schokoladenliebhaber, der bislang jeden Tag eine ganze Tafel gegessen hat, nicht versuchen würden, während des Programms gar keine Schokolade mehr zu essen. Versuchen Sie doch zunächst einmal, mit einer Tafel weniger in der Woche auszukommen. Und reduzieren Sie jede Woche um eine Tafel, bis Sie nur noch einen Riegel am Tag brauchen. Da nehmen Sie dann auch ohne Programm nicht mehr weiter zu.

Die Form der »Jetzt-ist-auch-schon-alles-egal«-Selbstbestrafung nennen Psychologen rigide Kontrolle. Die ist bei dicken Menschen weitverbreitet und mit schuld daran, dass ihnen das Abnehmen so schwerfällt. Das beschriebene Gegenteil heißt flexible Kontrolle. Menschen, die dazu in der Lage sind, können ihr Essverhalten wesentlich besser kontrollieren und haben meist weniger Probleme, Gewicht abzunehmen oder zu halten. Flexible Kontrolle kann man lernen. Wesentlich einfacher als allein geht es in einer Gruppe oder mit der professionellen Hilfe eines Ernährungsberaters oder Ernährungspsychologen.

Sie brauchen beim Abnehmen Unterstützung. Wenn Ihre Umgebung gegen Sie arbeitet, die Familie Ihren Abnahmewunsch nicht versteht, die Arbeitskollegen und Freunde nichts davon wissen, werden Sie immer wieder in schwierige Situationen kommen. Wer weiß, dass Sie gerade versuchen, ein paar Kilos zu verlieren, wird hoffentlich nicht versuchen, Ihnen ein Stück Geburtstagstorte aufzudrängen, sondern sich damit zufriedengeben, wenn Sie ein Stück selbst mitgebrachten Obstkuchen essen.

Ohne Bewegung geht nichts

Sport alleine macht Sie nicht schlank. Sie müssten so viel Sport treiben, dass Ihnen für ein normales Arbeitsleben keine Zeit mehr bliebe. Um etwa mit Walking ein Kilo Körperfett zu verlieren, müssten

Sie laut Aussage des Sportwissenschaftlers Klaus Bös von der Universität Karlsruhe 30 Stunden Sport treiben. Bei einer Stunde Walking in der Woche ist das mehr als ein halbes Jahr Arbeit.

Abnehmen ohne körperliche Bewegung funktioniert aber genauso wenig. In Amerika gibt es das »National Weight Control Registry« NWCR (Nationales Gewichtskontrollregister), in dem ungefähr 5000 erfolgreiche Langzeitabnehmer registriert sind. Mitmachen darf, wer mehr als 13 Kilogramm abgenommen hat und diesen Gewichtsverlust für mindestens ein Jahr gehalten hat. Der Durchschnitt liegt bei 30 Kilogramm für mehr als sechs Jahre. Die Registrierten sind mehrheitlich weiße Frauen über 50 Jahren mit höherer Schulbildung. Sie haben nach der Anleitung völlig verschiedener Diäten oder Programme abgenommen.

Interessant ist, wie diese Menschen es geschafft haben, so lange so viel verlorenes Gewicht zu halten: Die Mehrheit isst fettreduziert, also ausgewogen. Diese erfolgreichen Abnehmer achten auf die Kalorienmenge, die sie zu sich nehmen. Sie frühstücken jeden Tag. Sie wiegen sich regelmäßig. Viele führen ein Ernährungsprotokoll und halten fest, wie viel Sport sie machen. Ein entscheidender Punkt ist die Bewegung: Praktisch alle erfolgreichen Langzeitabnehmer machen sehr viel Sport, im Durchschnitt eine Stunde am Tag. Der Erfolg der im NWCR Registrierten zeigt, dass es ganz entscheidend von der körperlichen Aktivität abhängt, wie erfolgreich Sie dabei sind, Ihr Gewicht zu halten.

Auf der folgenden Seite können Sie in der Tabelle nachschauen, wie viel Energie Sie ungefähr bei verschiedenen Sportarten verbrauchen, wenn Sie 15 Minuten lang trainieren.

So finden Sie Ihren Sport

Sie sollen sich bewegen, nicht kaputt machen. Welchen Sport Sie machen, hängt fast ausschließlich von Ihren Vorlieben ab. Sie müssen ihn nicht mal Sport nennen, es geht um körperliche Aktivität, um Bewegung. Die unkomplizierteste Form von Sport ist die alltägliche Bewegung. Gehen Sie zu Fuß zum Einkaufen, statt mit dem Auto zu fahren. Oder nehmen Sie das Fahrrad. Gehen Sie die Stufen neben der Rolltreppe hoch, nehmen Sie den Lift erst, wenn Sie mehr als vier Geschosse überbrücken müssen.

Die nächste Stufe ist Walking. Damit ist schnelles Gehen gemeint, nicht Joggen. Bei diesem Sport kommt es kaum zu Leistungsspitzen, weshalb jeder Gesunde ihn ohne Bedenken machen kann. Sie brauchen dafür keine teure Ausrüstung, achten Sie aber auf gute Sportschuhe, damit Sie Ihre Gelenke nicht ruinieren. Nordic Walking kann übrigens bei stark Übergewichtigen mehr schaden als nützen (siehe Kasten unten rechts).

Was verbraucht bzw. liefert wie viele Kalorien? (gilt für Normalgewichtige, Übergewichtige verbrauchen mehr Energie)

Sportart	**Ungefährer Kalorienverbrauch in 15 Minuten**
Squash	200 kcal
Joggen	190 kcal
Brustschwimmen	160 kcal
Bergwandern	120 kcal
Rasenmähen	110 kcal
langsames Radfahren	100 kcal
Gehen	80 kcal
Nahrungsmittel	**Ungefährer Kaloriengehalt**
1 Tafel Schokolade	500 kcal
1 Scheibe Brot	100 kcal
1 Banane	110 kcal

Nach: Elmfada 2000

Führen Sie ein Sporttagebuch. Wenn Sie sehen, wie Sie schneller werden, längere Strecken schaffen oder häufiger pro Woche trainieren können, wird Sie das ungemein motivieren.

Bei allem, was darüber hinausgeht, sollten Sie vorher mit Ihrem Arzt besprechen, ob der jeweilige Sport für Sie geeignet ist. Wenn Sie über 35 Jahre alt sind und seit langem keinen Sport gemacht haben, sollten Sie von Ihrem Hausarzt oder einem Sportmediziner einen Gesundheitscheck durchführen lassen, damit Sie kein unnötiges Risiko eingehen.

Stellen Sie sich ein interessantes und abwechslungsreiches Sportprogramm zusammen. Wichtig ist dabei vor allem, dass Sie ohne lange Vorbereitung mit der Bewegung anfangen können. Natürlich ist alpines Mountainbiken ein spannender Sport, wenn Sie auf dem flachen Land wohnen aber mit erheblichem Aufwand verbunden. Das nimmt Ihnen die Möglichkeit, spontan Sport machen zu können, wenn Sie gerade Lust haben.

Spazierengehen statt Walking

Ein Trend, der in vielen Diätratgebern als Ausdauersport gepriesen wird, ist das Nordic Walking. Viele Sportwissenschaftler und Orthopäden raten Übergewichtigen aber dringend davon ab: Viele Menschen führen Nordic Walking falsch aus, was zur Folge hat, dass es zu einer Belastung der Gelenke kommt, die die bei durchschnittlichem Jogging übersteigen kann. Der Rat: dann lieber spazieren gehen!

Wählen Sie Sportarten, die ohne viele Hilfsmittel funktionieren: Joggen, Radfahren, Schwimmen. Diese drei Klassiker können Sie in nahezu jedem deutschen Ort vom Dorf bis zur Großstadt praktizieren. Alle sind Ausdauersportarten, die Ihr Herz-Kreislauf-System trainieren. Einzig beim Joggen müssen Sie bei massivem Übergewicht vorsichtig sein, um Bein- und Hüftgelenke nicht übermäßig zu schädigen. Machen Sie zusätzlich ein bisschen Gymnastik oder Krafttraining, egal ob zu Hause oder in einem Trainingszentrum. Ihre Muskeln werden beansprucht, dadurch gewinnen Sie eine bessere Körperkontrolle. Die Abwechslung zwischen verschiedenen Sportarten erhöht Ihre Lust auf Bewegung. Bauen Sie auch Mannschaftssportarten und Ballspiele in Ihr Programm mit ein, wenn Sie der Typ dafür sind, und schulen Sie so Ihre Koordinationsfähigkeit.

Richtig Sport machen

Sport soll Ihnen Spaß machen und Ihrem Körper etwas bringen. Sie müssen nicht Ihre Grenzen suchen. Bewegen Sie sich so, wie es für Sie angenehm ist und Sie sich dabei wohl fühlen. Wer Ihnen erzählt, man müsse nach dem Sport heftig schwitzend und nach Luft schnappend fix und fertig sein, der hat wenig Ahnung, wovon er redet. Ihr Körper profitiert am meisten vom Sport, wenn Sie ihn bei moderater Belastung fordern. Sportmediziner meinen, man sollte sich beim Sport noch unterhalten können. Wenn Sie japsen und keuchen, belasten Sie sich eindeutig zu stark.

Egal, für welche Sportart Sie sich entscheiden, bleiben Sie regelmäßig dabei. Mindestens dreimal pro Woche eine halbe Stunde sollten Sie Ihrem Körper in irgendeiner Art Bewegung gönnen. Wie viel genau für Sie die richtige Dosis Sport ist, wird Ihr Körper Ihnen zu verstehen geben, indem Sie sich wohl – oder bei zu viel unwohl – fühlen. Schmerzen sind übrigens ein sicheres Zeichen, dass Sie zu viel machen. Einzige Ausnahme ist Muskelkater nach dem Sport. Der ist normal und wird von winzigen Rissen in Ihrer Muskulatur ausgelöst, zu denen es bei einer besonderen Beanspruchung kommt. Lassen Sie es beim nächsten Training etwas langsamer angehen, absolute Ruhe brauchen Sie aber nicht.

Fahrrad statt Auto, Treppe statt Fahrstuhl

Studien zeigen, dass mindestens eine Stunde moderate Bewegung am Tag nötig ist, um das eigene Gewicht zu halten und nicht weiter zuzunehmen. **Moderate Bewegung** meint nicht eine Stunde Joggen oder Radfahren. Moderate Bewegung schließt auch Treppensteigen und Tütenschleppen beim Einkaufen mit ein. Autofahren zum Supermarkt gehört aber nicht zur moderaten Bewegung. Suchen Sie nach den kleinen Möglichkeiten im Alltag, um Ihre eine Stunde moderate Bewegung am Tag zu erreichen. Ob Sie zügig gehen, draußen laufen und skaten, Hausputz machen, tanzen oder im Garten arbeiten: Wenn Sie sich bewegen, tun Sie Ihrer Gesundheit etwas Gutes!

Sportler brauchen übrigens nichts außer Sportzeug und Mineralwasser. Sportlerdrinks, Sportlerriegel, Pülverchen und Puder bringen hauptsächlich dem Hersteller Umsatz, haben aber keine Auswirkungen auf Ihr Wohlbefinden. Trinken Sie zum Sport Wasser, essen Sie ausgewogen und gesund. Für Leistungssportler gilt natürlich etwas anderes. Wenn Sie Leistungssportler sind und trotzdem diesen Diätratgeber lesen, sollten Sie sich aber Gedanken über Ihre Karriere machen.

Weight Watchers, Slim Fast & Co. – ein Überblick über die Programme

Die Auswahl beschränkt sich auf verbreitete Programme, die entweder wissenschaftlich abgesichert sind oder sinnvoll erscheinen. Es gibt nur zwei Programme, deren Wirksamkeit in wissenschaftlichen Ansprüchen genügenden, unabhängig durchgeführten Studien überprüft und belegt wurde: Weight Watchers und Slim Fast.

Weight Watchers (Weight Watchers International): www.weight-watchers.de

Weight Watchers wurde 1961 von der Amerikanerin Jean Nidetch ins Leben gerufen, die zu diesem Zeitpunkt 110 Kilo wog und nach mehreren vergeblichen Versuchen endlich dauerhaft abnehmen wollte. Sie traf sich einmal in der Woche mit ihren Freundinnen, sie unterhielten sich über ihr Gewicht und ihre Ernährung und nahmen gemeinsam ab. Heute machen die Gewichtsbeobachter das weltweit. Zusätzlich lernen die Teilnehmer Wissenswertes aus der Ernährungslehre, die Gruppendynamik wirkt sich positiv auf das Essverhalten aus. Die Treffen sind bezahlbar und das Programm funktioniert.

Seit einiger Zeit finden Sie in deutschen Supermärkten verstärkt (Fertig-)Produkte mit dem Weight-Watchers-Logo und aufgedruckter Punktzahl, die Sie ohne umrechnen direkt in Ihre Weight-Watchers-Diät einbauen können.

Mittlerweile bietet Weight Watchers auch Fern-, Computer- und Internetkurse an. Das wissenschaftliche Gütesiegel gilt allerdings nur für das Programm mit Gruppenteilnahme. Der Haken: Weight Watchers ist in der Form, deren Erfolg wissenschaftlich belegt ist, nur für Sie geeignet, wenn Sie sich zu den Gruppentreffen trauen, von solchen Gesprächsrunden profitieren und die regelmäßigen Zusammenkünfte in Ihren Alltag integrieren können. Im Schichtdienst etwa wird das schwierig. Kommt das Programm in dieser Form für Sie nicht in Frage, können Sie es mit den Onlinevarianten versuchen; der wichtige Teil der Gruppenunterstützung kann aber durch Chatforen und E-Mails vermutlich nur teilweise hergestellt werden.

Bei Weight Watchers werden für Lebensmittel Punkte verteilt, die anhand des jeweiligen Fett- und Kaloriengehalts berechnet werden. Es gibt Tabellen und Datenbanken für sehr viele der im Supermarkt oder in Restaurants üblichen Lebensmittel. Pro Tag darf nach

Körpergewicht, Körpergröße, Bewegung und Abnahmewunsch eine bestimmte Punktemenge verbraucht werden. Innerhalb einer Woche soll das Punktekonto ausgeglichen sein.

Ich nehme ab (DGE): www.dge.de

Die altehrwürdige DGE hat ein eigenes Programm entwickelt, das selbstverständlich ihren eigenen Ansprüchen an eine ausgewogene, vollwertige Ernährung genügt. Zwölf Schritte führen hin zu gesundem Essen und ausgewogenem Abnehmen. Sowohl für Sie allein als auch für Gruppen funktioniert das Programm. Um das Programm allein durchzuführen, bestellen Sie sich bei der DGE das Buch »Ich nehme ab« (35 Euro). Der Gruppenkurs wird von einer von der DGE fortgebildeten Ernährungsberaterin begleitet, deren Adressen Sie auf der Homepage der DGE finden.

In kleinen Schritten lernen Sie, wie Sie sich in Richtung einer ausgewogenen Ernährung bewegen können. Dadurch verlieren Sie auch Gewicht. Die DGE will damit Übergewichtige mit einem BMI zwischen 25 und 35 ansprechen. Grundlage ist eine fettreduzierte, kohlenhydratreiche Ernährung. Umgang mit Problemen – z.B.: Was mache ich, wenn ich eine Woche lang gar nicht abnehme? Wie verhalte ich mich bei Familienfeiern und Einladungen? –, Entspannung und Bewegung sind feste Bestandteile des Programms.

Entwickelt haben das Programm ausgewiesene Experten der Ernährungswissenschaften: Hans Hauner von der TU München, Volker Pudel, der an der Uni Göttingen forscht, Gerhard Scholz von der Uni Leipzig und Lars Brechtel von der Humboldt-Universität in Berlin.

Abnehmen mit Genuss (Volker Pudel/AOK): www.abnehmen-mit-genuss.de

Wenn Sie in Deutschland abnehmen wollen, kommen Sie an Volker Pudel nicht vorbei. Er hat nicht nur am Programm der DGE mitgearbeitet, auch verschiedene Programme der AOK tragen seine Handschrift, ein sehr populäres war die »Pfundskur«. Nachdem diese in Baden-Württemberg und Sachsen sehr erfolgreich war, gab es 2006 »Pfundsfit«, das Nachfolgeprogramm in Baden-Württemberg. Außerdem gibt es für AOK-Mitglieder das Programm »Abnehmen mit Genuss« im Internet.

Mitmachen können beim »Abnehmen mit Genuss« zwar nur AOK-Mitglieder. Wir erwähnen das Programm hier aber trotzdem, weil es eines der wenigen mit einem ausreichend gesicherten wissenschaftlichen Hintergrund ist, und weil die AOK zu den größten deutschen Krankenkassen zählt.

Teilnehmer erhalten Informationen im Internet, als Broschüren, per Telefon und E-Mail. Das Programm dauert ein Jahr, wer bis zum Ende durchhält, bekommt die Teilnahmegebühr von knapp 50 Euro von der Krankenkasse erstattet. Auch dieses Programm ist wie alle Online- oder Selbstlernprogramme nur für Teilnehmer mit hoher Motivation und großer Disziplin sinnvoll, weil sie sich ganz allein um ihre Ernährungsumstellung kümmern müssen. Inhaltlich entspricht das AOK-Programm einer kohlenhydratreichen, fettarmen Ernährung nach den Vorstellungen der DGE.

Slimnet (Volker Pudel): www.slimnet.de, www.delemi.de

Nachdem er eine Reihe von Programmen für verschiedene Anbieter mitentwickelt hat, gibt es mittlerweile auch ein Angebot von Volker Pudel selbst. Slimnet ist seit 1999 im Internet aktiv. Die Firma bietet drei Programme an, je nach Abnahmewunsch. Eines als »Lifestyle-Programm« bis zu fünf Kilo Gewichtsverlust, das »Figur-Programm« bis zehn Kilo und das »Intensiv-Programm« für mehr als zehn Kilo. Die Basis, die beim Fünf-Kilo-Programm beginnt, besteht aus einer E-Mail-Beratung, einem Ernährungsprotokoll, zwölf Internet-Lerneinheiten und dem Austausch mit anderen Teilnehmern im Internet-Chat. Im Zehn-Kilo-Programm kommt ein moderierter Chat mehrmals pro Woche dazu, jeder Teilnehmer bekommt ein Paket mit Fertiggerichten als Mahlzeitenersatz, und es gibt vier Trainingskurse mehr. Im Intensivprogramm schließlich gibt es einen ganzen Monat lang pro Tag fünf Fertiggerichte als Mahlzeitenersatz zur Gewichtsreduktion, und die Trainingskurse ziehen sich über 26 Wochen. Die Preise liegen im mittleren Bereich und werden nach Lifestyle, Figur und Intensivprogramm gestaffelt, wobei alle Fertiggerichte im Preis enthalten sind. Es handelt sich dabei um vom Ernährungswissenschaftler zusammengestellte Mikrowellengerichte, die in der Nährstoffzusammensetzung und hinsichtlich des Vitamin- und Mineralstoffgehalts ausgewogen sind.

Inhaltlich richtet sich das Konzept nach den Regeln der DGE: Erst einmal mit Kalorienreduktion abnehmen. Für diesen Schritt baut Pudel die Fertigmahlzeiten ein, die Ihnen als Teilnehmer das kaloriengenaue Kochen abnehmen. Dann lernen Sie, Ihr Gewicht zu stabilisieren und mit einer Ernährungsberatung und psychologischer Schulung Ihr eigenes Verhalten zu ändern. Das Programm entspricht dabei einer fettreduzierten, kohlenhydratreichen Ernährung.

Wissenschaftlich unabhängig?

Als Geschäftsführer sowohl von Slimnet als auch von Delemi firmiert Sven Pudel, der Sohn von Volker Pudel. Ob dieser angesichts seiner engen Bindung an einen Anbieter in der allgemeinen Ernährungsdiskussion weiterhin als unabhängiger Wissenschaftler oder eher als Vertreter eines Unternehmens wahrgenommen wird, muss abgewartet werden.

Die Fertiggerichte der Firma Delemi können Sie im Internet auch bestellen, ohne am Slimnet-Programm teilzunehmen. Sinnvoll scheint ein Mahlzeitenersatz durch vorgefertigte Gerichte mit einer bestimmten Kalorienzahl aber nur, wenn Sie auch am umgebenden Ernährungsberatungsprogramm teilnehmen. Es gelten die gleichen Regeln wie für andere Onlineprogramme: Sie sind auf sich allein gestellt und müssen deshalb motiviert sein und alleine die Ernährungsumstellung lernen und umsetzen.

Brigitte-Diät (*Brigitte*): www.brigitte.de/diaet

Dieses Programm ist der Klassiker unter den deutschen Diäten und der Beweis, dass nicht alle Diäten von Frauenzeitschriften Mist sind. Die je nach Jahreszeit variierenden Diätpläne für vier Wochen sind einzelnen Ausgaben der *Brigitte* beigeheftet oder im Internet als Download abzurufen. Sie entsprechen einer fettreduzierten, kohlenhydratreichen, ausgewogenen Ernährung. Wenn Sie gerne selbst kochen, motiviert sind und auch ohne eine Sie begleitende Gruppe Ihre neue Ernährung lernen können, ist die *Brigitte*-Diät das Richtige für sie.

Ohne Kochen und Kalorienzählen

Einige der *Brigitte*-Diäten integrieren auch Fertiggerichte der Tiefkühlfirma Frosta in die flexiblen Nahrungspläne. Für einen günstigen Preis (zzgl. WAP/GPR/S und SMS-Gebühren) können Sie sich den *Brigitte*-Figur-Coach auf Ihr Handy laden. Sie geben ein, was Sie essen, trinken und wie viel Sie sich bewegen. Das Programm rechnet aus, ob Sie noch ein Eis essen dürfen oder besser eine Runde joggen gehen.

Sie ist das günstigste Programm: Sie kaufen entweder eine *Brigitte* mit Diät, laden sich einen Diätplan von der Website herunter oder kaufen sich das aktuelle Buch *Brigitte* Diät. Im Internet bekommen Sie auch Infos über gesunde Ernährung, und Sie erfahren, wie Sie Bewegung in Ihren Alltag integrieren und Ihr Verhalten anpassen können. Diese Bestandteile sind natürlich verpflichtend, damit aus der *Brigitte*-Diät ein *Brigitte*-Programm wird.

Lean and Healthy (Joachim Westenhöfer): www.lean-and-healthy-programm.de

Joachim Westenhöfer ist ebenso wie Volker Pudel Ernährungspsychologe und in der deutschen Ernährungsszene bekannt. Im Rahmen seiner Arbeit an der Hamburger Hochschule für Angewandte Wissenschaften hat er mit seinem Unternehmen HealthBehavior.de das Internet-Abnehmprogramm »Lean and Healthy« (dünn und gesund) entwickelt. Es basiert offensichtlich auf den Erkenntnissen der von seiner Arbeitsgruppe zuvor durchgeführten »Lean Habits«-Studie, in der untersucht wurde, welche Verhaltensänderungen beim Abnehmen erfolgversprechend sind.

Das Programm zieht sich über ein Jahr hin, in dem Sie einmal pro Woche eine Lerneinheit im Internet durchlesen. Jede Woche werden Sie auch nach Ihren Gefühlen und Erfahrungen der letzten Woche gefragt. Sie bekommen eine Rückmeldung, neue Informationen und eine persönliche Aufgabe für die nächste Woche. In den einzelnen Kapiteln lernen Sie etwas über gesunde Ernährung, wie Sie Ihr Essen selbst kontrollieren können (rigide und flexible Kontrolle), einen gesunden Lebensstil, Bewegung und Sport. Viele Trainingseinheiten konzentrieren sich auf »Risikosituationen«, in denen Sie Stress ausgesetzt sind, der Sie zu unkontrolliertem Essen verleiten könnte. Sie sollen lernen, wie Sie in solchen Situationen mit der Gefahr Essen umgehen können.

Als Ernährungswissenschaftler führt Westenhöfer parallel zur praktischen Durchführung des Programms regelmäßig eine Evaluierung des Programms durch. Die Daten früherer Programmteilnehmer stehen auf der Homepage offen zur Verfügung. Das ist der erste Schritt in Richtung einer unabhängigen Überprüfung des Programms. Eine solche wissenschaftlich fundierte Untersuchung gab es bis Juni 2006 aber noch nicht. Es gelten die Beschränkungen eines Internetprogramms: Sie müssen alleine lernen und sich selbst kontrollieren.

Optifast (Novartis): www.optifast.de

Optifast gibt es bereits seit den 1970er Jahren in den USA. Das Programm richtet sich an sehr stark übergewichtige Patienten mit einem BMI über 30. Es ist eine Very-Low-Calorie-Diät, in der Sie während der ersten Phase nur 800 Kilokalorien am Tag zu sich nehmen. Deshalb findet das einjährige Programm auch ausschließlich unter ärztlicher Kontrolle statt. Die Fertiggetränke, die Ihnen die geringe Kalorienaufnahme ermöglichen, bekommen Sie auch nur in Verbindung mit dem Gesamtprogramm. Sie enthalten für den Bedarf des Teilnehmers berechnete Proteine, Kohlenhydrate, Fette, Vitamine und Mineralstoffe.

Das Programm wurde in den USA durch die Talkmasterin Oprah Winfrey bekannt und sehr erfolgreich. Bis heute fehlen trotzdem unabhängige Studien, die den Erfolg belegen. Optifast wird aber von Novartis durchaus wissenschaftlich begleitet und ständig weiterentwickelt.

Wöchentliche Sitzungen in Gruppen mit einem guten Dutzend Teilnehmern und regelmäßige Gesundheitskontrollen bilden die Basis. Die Treffen finden in einer Klinik statt, an der das Programm angeboten wird. Mit einbezogen wird auch Ihr Hausarzt, der regelmäßige Informationen bekommt, wie es Ihnen im Programm ergeht. Nach dem Ende des Programms soll er Sie auch in Gewichtsfragen weiterbetreuen. In den ersten Wochen trinken Sie ausschließlich fünf Fertiggetränke am Tag, in dieser Zeit nehmen Sie sehr rasch sehr viel Gewicht ab. Wichtiger ist die folgende Stabilisierungsphase. Sie bekommen Informationen über gesunde Ernährung, wie Sie Ihr Gewicht halten können und wie Sie nach dem Programm weitermachen. Von Anfang an gehört Bewegung zum Programm, da Sie nur durch Aktivität verhindern können, dass Sie bei einer 800-Kilokalorien-Ernährung zu viel Muskulatur verlieren.

Früher lief das Programm nur ein halbes Jahr lang, nach Hinweisen auf bessere Ergebnisse bei längeren Programmen dauert es jetzt ein Jahr. Die Abbrecherquote ist mit gut 20 Prozent niedrig. Die relativ hohen Kosten von knapp 3000 Euro werden von einigen Krankenkassen zum Teil übernommen. Wenn Sie also einen BMI von über 30 haben und Optifast Ihr Favorit ist, informieren Sie sich im Internet über eine Klinik in Ihrer Nähe, die das Programm anbietet, und sprechen Sie mit Ihrer Krankenkasse über eine Kostenübernahme.

Slim Fast (Unilever)

Slim Fast ist eigentlich kein Programm, sondern ein Milchshake des britisch-niederländischen Konzerns Unilever. Den Shake, der Proteine, Kohlenhydrate, Fette, Vitamine und Mineralstoffe enthält, kaufen Sie in Pulverform oder vorgerührt als Ersatz für zwei beliebige Mahlzeiten am Tag. Mit diesen Drinks nehmen Sie etwa 400 Kilokalorien zu sich. Die dritte Mahlzeit sollen Sie normal essen, allerdings nicht mehr als 600 Kilokalorien. Mit drei zusätzlichen Snacks, die je 100 Kilokalorien haben dürfen, nehmen Sie insgesamt 1300 Kilokalorien am Tag zu sich. Damit nehmen Sie ab. Zusätzlich werden Sie aufgefordert, sich zu bewegen. Obwohl Slim Fast das einzige Programm neben den Weight Watchers ist, das sich einer unabhängigen wissenschaftlichen Überprüfung gestellt und diese bestanden hat, fehlt ein wichtiger Bestandteil: Sie erfahren von Slim Fast zunächst einmal nichts über gesunde Ernährung und darüber, wie Sie Ihr Verhalten ändern können.

Das ist ein großes Manko und Grund genug, sich mindestens etwas Wissen anzulesen oder sich Unterstützung bei einem Ernährungsberater oder Arzt zu suchen. Wer es alleine schafft, sich in der Abnahmephase die Ernährungsumstellung beizubringen und diese nach dem Absetzen der Slim-Fast-Shakes anzuwenden, der gehört zur Ernährungselite. In dieser Auflistung taucht Slim Fast nur auf, weil es das Positivbeispiel eines kommerziellen Produkts ist, dessen Hersteller sich nicht gescheut hat, sich einer unabhängigen Überprüfung zu stellen. Das Unternehmen kam allerdings nicht aus freien Stücken auf diese Idee, sondern nachdem das amerikanische Pendant der Stiftung Warentest, »Consumer Reports«, das Programm 1993 als ungenügend abqualifiziert hatte.

Medikamente und Chirurgie – Alternativen?

Nur als letzter Ausweg für stark übergewichtige Patienten kann eine Alternative zum Diät-Programm die Einnahme bestimmter Medikamente oder gar ein chirurgischer Eingriff sein. Da beide Therapiemethoden erhebliche Nebenwirkungen nach sich ziehen können, wird ein Arzt diese nur nach genauer Diagnose und Abwägung der Risiken verordnen.

Keine Lösung für immer: Medikamente

Seit mehreren Jahren sind verschreibungspflichtige Medikamente mit den Wirkstoffen Sibutramin und Orlistat in Deutschland zugelassen. Sibutramin ist ein Appetithemmer, der im Gehirn wirkt. Normalerweise werden dort die Botenstoffe Serotonin und Noradrenalin von den Nervenzellen wieder aufgenommen, wenn sie ihr Signal gegeben haben. Sibutramin blockiert diesen Mechanismus. So bleiben die Botenstoffe länger aktiv, was den Appetit bremst.

Orlistat wirkt dagegen im Darm, noch bevor die Nahrung eigentlich in den Körper aufgenommen wird. Im Darm werden normalerweise Fette von Enzymen so gespalten, dass sie von der Schleimhaut aufgenommen werden können. Diese Spaltung verhindert Orlistat. So werden weniger Fette aufgenommen.

Rimonabant ist ein dritter Wirkstoff, der 2006 in Deutschland zugelassen wurde. Er blockiert im Gehirn einen Rezeptor, der bei der Kontrolle des Körpergewichts eine Rolle spielt. Von Rimonabant versprechen sich Mediziner nicht nur eine Gewichtsabnahme, sondern auch positive Effekte auf das Herz-Kreislauf-System.

Alle Medikamente, die für die Behandlung des Übergewichts in Frage kommen, werden erst ab einem BMI von 27 mit zusätzlichen Risikofaktoren oder einem BMI von mindestens 30 ohne weitere Risikofaktoren eingesetzt. Die Medikamente können zahlreiche Nebenwirkungen haben. Sinnvoll sind sie nur, wenn zusätzlich die Ernährung umgestellt wird, am Essverhalten gearbeitet wird und mehr Bewegung in den Alltag integriert wird. Von ihnen allein sollte sich niemand zu viel versprechen. Außerdem gilt: Die Medikamente wirken nur, solange sie genommen werden. Nach dem Absetzen steigt das Gewicht wieder an, wenn Ernährungs- und Verhaltenstherapie fehlen.

Nur für psychisch Stabile: ein Band um den Magen

In den vergangenen Jahrzehnten haben Chirurgen verschiedene Operationen ausprobiert, um extrem Übergewichtige behandeln zu können. Durchgesetzt hat sich in Deutschland vor allem das Magenband. Dabei wird um den Magen ein Gummiband gelegt, dessen Enge reguliert werden kann. So wird dem Magen ein Teil seines Volumens genommen. Bereits nach kleinen Mengen fühlt der Patient sich sehr satt und kann eigentlich nicht mehr weiteressen. Tut er es dennoch, wird er mit Übelkeit und Erbrechen bestraft. Durch diese Verkleinerung des Magens nimmt der Patient weniger Nahrung auf und verliert so Gewicht. Mit dem Eingriff sind – wie bei jeder Operation – Risiken wie Blutungen, Entzündungen, Infektionen oder Komplikationen durch die Narkose verbunden. Auch aus diesem

Grund kommt diese Therapie nur für sehr stark übergewichtige Patienten in Frage, die ihre Motivation und ihre psychische Stabilität zudem über einen längeren Zeitraum unter Beweis stellen müssen. Chirurgische Methoden sind bis heute die einzigen Therapien, die in einem hohen Prozentsatz aller Fälle langfristig zum Gewichtsverlust führen.

Vor der Operation steht der Psycho-Check

Weil das Risiko eigentlich zu hoch für so einen nicht dringend notwendigen Eingriff ist, muss die Indikation zur Operation aus juristischen Gründen besonders gut gesichert werden, sonst steht der Chirurg mit einem Bein im Gefängnis, wenn etwas schiefgeht. Daher müssen die stark übergewichtigen Patienten ihre **Motivation und psychische Stabilität** über längere Zeit unter Beweis stellen. Außerdem will man den Milchshake-Effekt verhindern: Es kommt immer wieder vor, dass unmotivierte Patienten nach der OP sehr trickreich versuchen, trotzdem alles Mögliche zu sich zu nehmen, z. B. indem sie unglaubliche Mengen fettreicher Milchshakes trinken.

Vorsicht, gefährliche Versprechungen!

Für alle, die vom Wunschgewicht träumen, hören sich die Werbeslogans erst mal verlockend an. Doch Sie ahnen instinktiv, dass diese Aussagen über im Internet angebotene Pulverchen Unsinn und die dahintersteckenden Versprechen unhaltbar sind: »Bis zu 16 kg in 4 Wochen abnehmen« (»LipoEX«), »ohne Diät, ohne Sport« (»RX-Ultra«), »wie verrückt Pfunde und Zentimeter verlieren« (»FatExemptV«). Es geht noch besser: »Kanadischer Arzt entdeckt Pflanzenwirkstoff, der direkt in der Fettzelle wirkt und mit dem Sie gesund und schnell bis zu 14 kg in nur 12 Wochen abnehmen können« (»Thermatrim«).

Der kanadische Arzt, würde die Behauptung stimmen, wäre längst weltberühmt, LipoEX, RX-Ultra und FatExemptV wären jedem ein Begriff, würde die implizite Behauptung, jegliche Gewichtsprobleme in kurzer Zeit für immer lösen zu können, wahr sein. Wären die Anbieter von der Wirksamkeit ihrer Produkte so überzeugt, wie sie nach außen tun, müssten sie an einem wissenschaftlichen Nachweis der Wirksamkeit interessiert sein. So aber liegt der Verdacht nahe, dass die Hersteller wissen, dass sie mit ihren Produkten keine Lösung für Gewichtsprobleme bieten. Stören muss das in Zeiten des Internetversands nicht – der Kunde hat einmal bestellt und gezahlt, wenn er nicht wiederkommt, gibt es andere Abnahmewillige.

Seien Sie versichert: Wenn irgendwann die ultimative Lösung für alle Gewichtsprobleme gefunden wird, erfahren Sie es auf der Titelseite Ihrer Tageszeitung in großen Schlagzeilen. Alles, was man Ihnen bis dahin als einmalige Lösung verkaufen will, sollten Sie mit Vorsicht genießen. Bestenfalls sind es nutzlose Pulver, schlimmstenfalls droht ihnen durch diese auch noch gesundheitliche Gefahr.

Wer immer Ihnen mehr verspricht als etwa zehn Prozent einer dauerhaft haltbaren Gewichtsreduktion mit einem umfassenden Programm, dem sollten Sie misstrauen. Ausnahmen sind Programme für massiv Übergewichtige, bei denen zu Beginn eine dramatische Gewichtsreduktion erfolgen kann (bei Optifast ist das z. B. der Fall), und chirurgische Eingriffe.

Finger weg von solchen Diäten!

Jegliche Diäten, die Ihnen einzelne Lebensmittel oder stark eingeschränkte Gruppen von Lebensmitteln als besonders wirksam zum Abnehmen anpreisen, führen geradewegs in eine einseitige Mangelernährung. Natürlich nehmen Sie ab, wenn Sie sich einen Monat lang ausschließlich von Ananas ernähren. Oder wenn Sie versuchen, nur noch Dinge zu essen, die gelb sind. Das liegt daran, dass Ihre Nahrungsmittelauswahl minimal ist und Sie ab dem dritten Tag keine Ananas bzw. nichts Gelbes mehr sehen können. Wenn Sie die Diät gar nicht mehr aushalten, sie abbrechen und glücklich sind, endlich wieder alles essen zu dürfen, nehmen Sie rasch wieder zu.

Trennkost funktioniert ebenfalls nicht. Für die Theorie, dass es schädlich sein soll, Kohlenhydrate, Fett und Proteine gemeinsam zu essen, gibt es keine Belege. Ernähren Sie sich nach den Regeln der Trennkost, laufen Sie Gefahr, sich mit Vitaminen unterzuversorgen, je nachdem, was Sie essen.

Nulldiäten oder Heilfasten mögen unter geschulter Anleitung einen psychologischen Nutzen haben. Zum Abnehmen und Gewichthalten sind sie nicht geeignet. Wenn Sie längere Zeit fasten, ohne Ihren Körper mit Proteinen, Fettsäuren, Vitaminen und Mineralstoffen zu versorgen, bauen Sie einerseits Muskelmasse statt Fett ab und Ihr Körper leidet andererseits unter einer Mangelversorgung mit Nährstoffen.

Keine Diät: Rauchen

Lassen Sie die Finger von einer beliebten »Diät«, die keine ist: dem Rauchen. Wer raucht, statt zu essen, mag für seine Figur etwas erreichen. Langfristig bringt ihm das niedrigere Gewicht nichts im Vergleich zu den Krankheiten, die er durch das Rauchen provoziert. Die Krankheiten, vor denen weniger Gewicht schützt, sind zu einem guten Teil auch die Folgekrankheiten des Rauchens: Arteriosklerose, Herzinfarkte, Schlaganfälle und natürlich Krebs.

Krankheiten: Anorexie und Bulimie

Es gibt nicht nur Probleme mit dem Essen und dem Gewicht, es gibt auch handfeste Krankheiten, die ebenso wie massives Übergewicht die Gesundheit bedrohen können. Die folgenden zwei Absätze sollen Ihnen helfen, Hinweise für die beiden Essstörungen Anorexie und Bulimie erkennen zu können, wenn sie Ihnen begegnen, damit Sie sich dann professionelle Hilfe holen können.

Anorexie

Anorexie oder Magersucht (medizinisch: Anorexia nervosa) heißt ein Verhalten, bei dem die Kranken sich eine extrem geringe Kaloriengrenze vorschreiben und diese auch einhalten. Sie unterscheiden zwischen guten und schlechten Lebensmitteln. Jede Übertretung des eigenen Verbots, zu viel zu essen, wird bestraft.

Dazu kommt eine verzerrte Wahrnehmung des eigenen Körpers: Selbst wenn an Anorexie Erkrankte für Außenstehende bereits mager und ausgezehrt erscheinen, halten sie sich selbst noch für zu dick. Sie halten sich selbst nicht für krank, sind meist unruhig und viele betreiben exzessiv Sport, um weiter abzunehmen.

Unbehandelt kann die Anorexie langfristig zunächst zu Störungen der Körpertemperatur, des Pulses und des Blutdrucks, schließlich zum Tod führen. Hinweise sind meist das äußere Erscheinungsbild der Kranken und auffälliges Verhalten rund um das Essen. Betroffen sind vor allem Frauen. Bei Anorexie bereits vor der Pubertät bleibt bei Mädchen das Brustwachstum aus, die Monatsblutung fehlt. Anorexie kann nicht selbst behandelt werden, die Patienten müssen in jedem Fall von erfahrenen Psychiatern und Psychologen betreut werden.

Bulimie

Bulimie (medizinisch: Bulimia nervosa), auch Ess-Brech-Sucht, ist mit der Anorexie verwandt. Die Patienten, wiederum mehrheitlich Frauen, erleben Essanfälle, gefolgt von selbst herbeigeführtem Erbrechen. Die Eigenwahrnehmung als zu dick, selbst wenn sie objektiv nicht bestätigt werden kann, entspricht der bei der Anorexie. Bei vielen Patienten kommen depressive Symptome zur Essstörung dazu. Bulimikerinnen fallen oft beim Zahnarzt auf, weil ihre Zähne vom sauren Mageninhalt bedingt durch das häufige Erbrechen angegriffen werden. Sie sind ansonsten schwieriger zu erkennen als Anorexie-Patientinnen, weil sie häufig normalgewichtig sind.

Ihr eigener Weg

Sie haben gelesen, worum es bei der Ernährung allgemein geht. Sie wissen, was in Ihrem Gehirn passiert, wenn Sie essen. Sie haben eine Vorstellung davon, wie groß der Einfluss der Umwelt auf unser Essverhalten ist. Sie kennen jetzt verschiedene Diätkonzepte und Programme, mit denen das Abnehmen möglich ist und das Wiederzunehmen verhindert werden soll. Sie wissen um die große Aufgabe der Verhaltensänderung und die Bedeutung der regelmäßigen Bewegung für die Gewichtskontrolle. Jetzt gibt es nur noch eine Hürde: Sie müssen anfangen.

So finden Sie das richtige Programm

Seien Sie ehrlich zu sich selbst. Sie wollen nicht in einer Gruppe von Menschen mit Gewichtsproblemen sitzen und darüber reden? Vergessen Sie bei Weight Watchers das Gruppenprogramm und Optifast. Sie haben keinen Internetanschluss? Dann fallen alle Programme weg, die dieses Medium erzwingen. Sie kochen nicht gerne und können es eigentlich auch gar nicht? Dann kommt die *Brigitte*-Diät für Sie wohl kaum in Frage.

Suchen Sie sich das Programm heraus, das Ihnen auf den ersten Blick am sympathischsten erscheint. Wenn Sie einen Internetzugang haben, dann sehen Sie sich die Homepages der verschiedenen Programme an, lesen Sie darüber, um zu erfahren, wie die Macher sich Ihnen präsentieren.

Und dann vertrauen Sie Ihrem Gefühl. Probieren Sie das Programm aus, das Ihnen am besten gefällt. Bleiben Sie eine Weile dabei. Wenn es ganz und gar nicht das richtige Programm ist, dann machen Sie sich auf die Suche nach einer besser geeigneten Alternative.

Natürlich können Sie nicht alle Programme nacheinander ausprobieren, um das für Sie beste herauszufinden. Das sollte aber auch nicht nötig sein. Wenn Sie nach einigen Versuchen das Gefühl haben, keines der vorgestellten Programme ist das richtige für Sie, dann sollten Sie sich überlegen, eine Einzelberatung bei einem Ernährungsberater oder -mediziner zu besuchen.

Motivieren Sie sich

Sie müssen kein Seminar an der Uni belegen, um abnehmen zu können. Einige wenige Fragen sollten Sie sich selbst vorher aber beantworten. Die Checkliste auf Seite 116 hilft Ihnen dabei.

Warum wollen Sie abnehmen? Wenn Sie sich diese Frage selbst beantworten können, wissen Sie nach dem Abnehmen auch, wofür Sie es gemacht haben. Das klingt banal, ist aber wichtig. Die Alternative wäre, sich vom Abnehmen die Lösung aller Probleme zu erhoffen, die Sie gerade haben. Dieses Ziel werden Sie niemals erreichen, das ist die einzige Garantie, die Sie in diesem Buch bekommen. Wenn Sie sich dagegen genau klargemacht haben, warum Sie abnehmen möchten, wenn Sie ein Ziel vor Augen haben und es durch das Abnehmen erreichen, können Sie stolz auf sich sein. Das motiviert Sie beim Weitermachen und Gewichthalten.

Ihre Ziele müssen keinen moralischen Ansprüchen genügen. Sie wollen wieder in Ihre Hosen passen? Sie wollen ein Lob Ihrer Kollegen fürs Abnehmen bekommen? Das reicht vollkommen aus. Wenn Sie eine ernstere Motivation haben, weil Ihnen Ihr Arzt z. B. einen drohenden Diabetes voraussagt, dann seien Sie sich bewusst, dass Krankheiten nicht alleine durchs Abnehmen verhindert oder geheilt werden können. In jedem Fall können Sie aber Ihre gesundheitliche Situation verbessern. Auch das ist ein Ziel, bei dessen Erreichen Sie sich feiern können, dürfen und müssen.

Wie viel wollen Sie abnehmen? Legen Sie das vor dem Abnehmen entweder alleine oder gemeinsam mit Ihrem Berater oder Unterstützer fest. Stellen Sie sich am ersten Tag auf die Waage.

Checkliste:
Fragen vor dem Abnehmen

- Warum wollen Sie abnehmen?
  Mein Grund: ____________________________________
  ____
  ____

- Wie viel wollen Sie abnehmen?
  Mein heutiges Gewicht: ____
  Mein Zielgewicht: ____

- Auf welche Art wollen Sie abnehmen?
  Mein Programm: _________________________________
  ____
  ____

- Wie wollen Sie Ihren langfristigen Erfolg sichern?
  So geht's nach dem Abnehmen weiter: ____________
  ____

- Wer unterstützt Sie beim Abnehmen? ____________
  ____
  ____

- Hier gehe ich hin, wenn's mir schlecht geht: ________
  ____
  ____

Bleiben Sie realistisch! Sie haben in diesem Buch viel darüber erfahren können, was realistische Ziele beim Abnehmen sind. Rechnen Sie sich fünf oder zehn Prozent Ihres heutigen Gewichts aus und ziehen Sie das vom Ausgangsgewicht ab. So kommen Sie auf ein realistisches Ziel. Dieses ehrliche, selbstgesteckte Ziel unterstützt Sie beim Abnehmen.

Mit welchem Programm wollen Sie abnehmen? Wie Sie Ihr Programm finden, haben Sie bereits gelesen. Wichtig ist, dass Sie sich für ein Programm entscheiden, bei dem Sie wirklich bleiben möchten. Das heißt nicht, dass Sie auf Anhieb das richtige Programm finden müssen. Natürlich können Sie wechseln, wenn Sie nach einer Weile merken, dass das Programm – anders als gedacht – nicht zu Ihnen passt. Das sollte aber nicht zum Sport werden. Gucken Sie sich die Programme deshalb vor Ihrer Entscheidung genau an und legen Sie sich dann fest.

Wie wollen Sie Ihren langfristigen Erfolg sichern? Machen Sie sich heute schon Gedanken darüber, was nach dem Abnehmen kommt. Verstehen Sie, dass es nicht um eine kurzfristige Diät geht, nach deren Ende Sie so weitermachen wie bisher. Freuen Sie sich auf eine Zeit nach dem Abnehmen, in der Sie genussvoll essen und trotzdem darauf achten, wie und was Sie essen, um nicht wieder zuzunehmen.

Wer unterstützt Sie beim Abnehmen? Niemand verbietet Ihnen, es ganz alleine zu versuchen. Wenn Sie aber heute schon spüren, dass Sie alleine wohl nicht durchhalten werden, dann suchen Sie nach jemandem, der Sie unterstützt. Damit ist nicht nur die professionelle Hilfe gemeint (wie Sie die finden, erfahren Sie weiter unten), sondern vor allem Menschen aus Ihrer Umgebung, die Sie mögen. Erzählen Sie Ihrem besten Freund oder Ihrer besten Freundin, Ihrem Partner, Ihren Eltern oder Kindern von Ihrem Plan, dauerhaft einige Kilos leichter zu werden. Von den richtigen Leuten werden Sie Unterstützung bekommen. Das macht es für Sie in schwierigen Situationen leichter, weil Sie jemanden haben, zu dem Sie gehen können und auf Verständnis hoffen dürfen.

Führen Sie ein Ernährungsprotokoll

Sie können gleich jetzt, wenn Sie diesen Absatz gelesen haben, anfangen. Nehmen Sie sich ein Blatt Papier oder kopieren Sie sich die Vorlage aus diesem Buch und beginnen Sie, ein Ernährungsprotokoll zu führen.

Dieses Protokoll ist keine Diät, es ersetzt kein Programm und soll auch nicht viel leisten. Aber es ist Ihr erster Schritt. Einer der einfachsten, die Sie machen können. Sie schreiben von heute an auf, was Sie essen und trinken. Sie notieren, wann Sie es essen, wie es Ihnen dabei gegangen ist, warum Sie gegessen haben, wie viel Sie gegessen haben. Und sie geben eine Schätzung an, was Sie glauben, wie viel Energie Sie gerade zu sich genommen haben (nicht in Kalorien, Sie malen nur ein Symbol).

Im Sportfachhandel gibt es Schrittzähler. Sie können versuchen, mit Hilfe eines solchen Geräts zusätzlich zu Ihrem Ernährungsprotokoll zu notieren, wie viel Sie sich im Alltag bewegen. Versuchen Sie, durch kleine Änderungen mehr zu gehen und weniger mit dem Auto zu fahren, Rolltreppen oder Aufzüge zu benutzen.

Wenn Sie dieses Protokoll ein paar Tage lang führen, erfahren Sie jede Menge über sich. Es werden einige Sachen dabei sein, die Sie selbstverständlich wissen, sich aber nie bewusst machen: Wann esse ich? Warum esse ich? Was esse ich? Esse ich bestimmte Dinge nur in bestimmten Situationen? Gibt es Auslöser dafür, dass ich esse, obwohl ich eigentlich gar nicht essen wollte?

Die Antworten auf diese Fragen sind der erste Schritt zu einer Änderung Ihres Essverhaltens. Denken Sie über das nach, was nach einer Woche auf Ihrem Ernährungsprotokoll steht. Welche kleinen Änderungen könnten Sie machen, um die gröbsten Ausrutscher in den Griff zu bekommen? Was glauben Sie, welche Verhaltensweisen schuld daran sind, dass Sie zu viel essen?

Zeit	Was?	Wie viel?	Warum?	Stimmung?	Energie?
10.00	Banane	1 x	Magen knurrt	☺	○

Anleitung zum Ernährungsprotokoll

Bei **»Wie viel«** tragen Sie die ungefähre Menge ein. Also z.B. »1 Handvoll« oder »1 Tasse« oder »1 x«.
Bei **»Warum«** geben Sie den Grund an, warum Sie gegessen haben. »Appetit« oder »Langeweile« reicht.
Bei **»Stimmung«** malen Sie einen Smiley, je nach Laune: ☺, 😐 oder ☹. Natürlich können Sie sich auch andere Zeichen ausdenken, die Ihre Stimmung noch besser symbolisieren!
Bei **»Energie«** malen Sie einen Kreis: Ohne Füllung für wenig Energie, halb gefüllt für mittelmäßig viel Energie und ausgefüllt für viel Energie, je nachdem, was Sie für dieses Lebensmittel vermuten.

Lassen Sie sich beraten

Jetzt ist es an der Zeit, den zweiten Schritt zu machen. Sie haben Ihr Ernährungsprotokoll eine Weile geführt, z. B. eine Woche? Dann sprechen Sie jetzt mit einem Profi darüber. Es gibt keinen Ansprechpartner für Sie, der automatisch für Übergewichtige mit Abnahmewunsch zuständig wäre. Suchen Sie sich aus dem Angebot das aus, was Ihnen am ehesten liegt. In Frage kommen jede Menge Menschen, die sich professionell mit Ernährung beschäftigen.
Egal zu wem Sie gehen, achten Sie darauf, dass Sie sich dabei wohl fühlen. Die Zeiten, in denen Sie sich von vermeintlichen Therapeuten für Ihr Übergewicht beschimpfen lassen mussten, sollten vorbei sein. Wer Ihnen beim Abnehmen helfen will, sollte verstanden haben, dass Dicke nicht aus eigener Schuld dick sind. Er sollte wissen, dass es Ihnen keinen Spaß macht, Ihren Bauch unter weiten Hemden verstecken zu müssen, und dass es Ihnen am Anfang vermutlich unangenehm sein wird, über etwas so Intimes wie das Bild vom eigenen Körper mit einem Fremden zu reden. Wenn Ihr Ansprechpartner damit umgehen kann und auf Sie eingeht, wenn Sie sich wohl fühlen, dann sind Sie an der richtigen Adresse. Unabhängig davon, welchem Berufsstand Ihr Betreuer angehört.

Wenn Sie Ihr Programm ohne Profi-Beratung absolvieren wollen, sehen Sie Ihr Ernährungsprotokoll als Aufwärmen und Übung für das Programm an, mit dem Sie jetzt beginnen.

- Der kürzeste Weg führt vermutlich zu Ihrem Hausarzt, denn den hat fast jeder. Sie selbst können am ehesten einschätzen, ob Ihr Hausarzt ein Händchen für das Thema Übergewicht und Abnehmen hat. Scheuen Sie sich nicht, einen Termin in seiner Praxis auszumachen und das Thema anzusprechen. Sie werden wahrscheinlich schnell merken, ob er Ihnen fachkundig weiterhelfen kann oder nicht.

- Es gibt oft auch in Kliniken und Praxen **Ernährungsmediziner,** die sich auf das Gebiet Gewichtsreduktion spezialisiert haben. Fragen Sie in Ihrem örtlichen Krankenhaus nach oder lesen Sie in den Gelben Seiten oder im Telefonbuch nach. Auch die Sie behandelnden Ärzte kennen vielleicht einen Ernährungsmediziner, den sie empfehlen können.
- Wesentlich direkter mit dem Thema Ernährung beschäftigen sich Ernährungswissenschaftler, sogenannte **Ökotrophologen**. Sie arbeiten bei Krankenkassen, in Kliniken oder in eigener Praxis. Auf der Homepage der DGE finden Sie die nach Postleitzahlen geordneten Adressen der von der DGE geprüften **Ernährungsberaterinnen** (es sind fast ausschließlich Frauen).
- Es gibt auch **Psychologen**, die sich auf das Thema Ernährung spezialisiert haben und Ihnen Hilfe in Form einer ernährungspsychologischen Verhaltenstherapie anbieten. Sie finden diese Psychologen wiederum in Kliniken oder eigener Praxis. Bei der Suche helfen Gelbe Seiten und Telefonbuch oder das Internet.

Unterstützung durch die Krankenkasse

Übergewicht wird zwar von Medizinern als Krankheit wahrgenommen, ihre Behandlung von den Krankenkassen jedoch normalerweise nicht übernommen. Die **Kosten** für Ernährungsmediziner und Ernährungsberater müssen Sie genauso selbst übernehmen wie die Kosten für praktisch alle Abnehmprogramme. **Trotzdem lohnt es sich**, bei Ihrer Krankenkasse nachzufragen, ob sie nicht doch wenigstens einen Teil der Kosten der Behandlung trägt. Bei Optifast etwa klappt das bei manchen Krankenkassen.

Jeder dieser Profis kann mit Ihnen über für Sie in Frage kommende Programme sprechen oder Ihnen vielleicht sogar ein eigenes Programm anbieten. Informieren Sie sich und entscheiden Sie, was für Sie das Passende ist. Wenn Ihnen ein Programm im Internet am ehesten liegt, ist es nicht sinnvoll, sich zum Ernährungsberater schleppen zu wollen und nach dem zweiten Termin nicht mehr hinzugehen. Wenn Sie aber genau wissen, dass nur eine persönliche Betreuung bei Ihnen den notwendigen Druck aufbaut, etwas zu verändern, dann hilft Ihnen das beste E-Mail-Abnehmprogramm nichts.

Bleiben Sie dabei

Nachdem Sie mit dem Abnehmen begonnen haben, geht es darum, dranzubleiben. Sie haben die ersten Schritte gemacht und wissen, welchen Weg Sie vor sich haben. Sie kennen die Eigenschaften derjenigen Diäten, die erfolgreich sind (siehe S. 95 National Weight Control Registry).

Lassen Sie sich von Rückschlägen – ich habe schon seit zwei Wochen nicht mehr abgenommen oder ich habe letzte Woche sogar zugenommen – nicht aus der Bahn werfen. Der Tag wird kommen, an dem Sie auf die Waage steigen und das erste Mal seit langem nicht mehr abgenommen haben. Es wird sogar noch schlimmer: Sie werden Ihren Tiefpunkt nicht halten können, sondern wieder etwas zunehmen. Das wissen Sie aber bereits heute und können sich darauf einstellen. Sie wissen auch, dass Sie trotzdem langfristig ein niedrigeres Gewicht als heute halten können. Und selbst wenn Sie irgendwann in der Zukunft ihrem heutigen Gewicht näherkommen und vielleicht noch einmal mit einem Programm abnehmen müssen, dann haben Sie trotzdem etwas für sich und Ihre Gesundheit getan, das Ihnen niemand mehr wegnehmen kann.

Es gibt nur einen Weg, wie Sie in keinem Fall etwas vom Abnehmen haben: Wenn Sie nach dem ersten Problem, der ersten Niederlage, der ersten übertretenen Regel alles hinschmeißen und aufgeben. Dann sind Sie niedergeschlagener als zuvor und immer noch genauso dick. Denken Sie daran, wenn Sie gerade mitten in der Abnehmphase eine ganze Tafel Schokolade am Stück gegessen haben.

Zehn Gebote: So funktioniert das Abnehmen

1. **Identifizieren Sie Ihr Problem.**
   Abnehmen ist kein Selbstzweck. Warum wollen Sie abnehmen?

2. **Setzen Sie sich ein realistisches Ziel.**
   Ihr Körpergewicht minus zehn Prozent, maximal. Belügen Sie sich nicht.

3. **Informieren Sie sich.**
   Wie funktioniert das Abnehmen, worauf müssen Sie achten?

4. **Wählen Sie ein Programm aus.**
   Welche Methoden kommen für Sie in Frage? Was liegt Ihnen am ehesten?

5. **Lernen Sie etwas über das Essen.**
   Was bedeutet eine ausgewogene Ernährung? Was sollten Sie vermeiden?

6. **Suchen Sie sich eine Sportart.**
   Ohne Bewegung nehmen Sie nicht ab. Spaß muss dabei sein, sonst halten Sie nicht durch.

7. **Fangen Sie jetzt an.**
   Schlagen Sie nicht im Kalender nach, wann es mit dem Abnehmen passt. Heute ist der richtige Tag.

8. **Suchen Sie sich Unterstützer.**
   Vertraute helfen in Notsituationen, wenn Sie jemanden zum Reden brauchen.

9. **Seien Sie zufrieden mit dem, was Sie erreichen.**
   Sie wollen keine Wunder vollbringen (2. Gebot), freuen Sie sich über die Realität.

10. **Stabilisieren Sie Ihr neues Gewicht.**
    Machen Sie nach dem Gewichtsverlust weiter mit der umgestellten Ernährung und der Bewegung. Nur so bringt Ihnen das Abnehmen langfristig etwas.

Autor

Dennis André Ballwieser ist Mediziner und Wissenschaftsjournalist. Er beschäftigt sich vor allem mit medizinischen und ernährungswissenschaftlichen Themen und schreibt unter anderem für *Spiegel*, *stern*, *GesundheitPro*.de und die *Apotheken Umschau*.

Literatur: Hier können Sie weiterlesen ...

- Brockhaus: **Der Brockhaus Ernährung.** F. A. Brockhaus, Leipzig 2004
- DGE: **Ernährungsbericht 2004.** DGE, Bonn 2004
- DGE: **Referenzwerte für die Nährstoffzufuhr.** Umschau/Braus, Frankfurt am Main 2000
- Ebersdobler, Helmut/Heseker, Helmut/Wolfram, Günter (Hrsg.): **Adipositas.** Wissenschaftliche Verlagsgesellschaft mbH Stuttgart, Stuttgart 2005
- Hauner, Hans et al.: **Prävention und Therapie der Adipositas.** Deutsche Adipositas-Gesellschaft, Hamburg 2006
- Kasper, Heinrich: **Ernährungsmedizin und Diätetik.** Urban & Fischer, München 2004
- Pi-Sunyer, F. Xavier: **The Practical Guide Identification, Evaluation, and Treatment of Overweight and Obesity in Adults.** National Institutes of Health, Bethesda 2000
- Pudel, Volker/Westenhöfer, Joachim: **Ernährungspsychologie.** Hogrefe, Göttingen 2003
- Pudel, Volker: **Adipositas.** Hogrefe, Göttingen 2003
- Stehle, Peter: **Grafische Umsetzung von Ernährungsrichtlinien – traditionelle und neue Ansätze, in: Ernährungs-Umschau, Vol. 52, Nr. 4, S. 129–136.** Umschau, Frankfurt am Main 2005
- Stiftung Warentest: **Ernährung.** Econ, München 2001
- WHO: Obesity: **Preventing and Managing the Global Epidemic.** WHO, Genf 2000

Hilfreiche Adressen

- **Deutsche Gesellschaft für Ernährung e.V.:**
  Beantwortet keine Verbraucheranfragen, auf der Homepage sind aber viele Informationen verfügbar: http://www.dge.de/ und: http://www.dge-medienservice.de/
- **aid – Infodienst Verbraucherschutz Ernährung Landwirtschaft e.V.:**
  Beantwortet keine Verbraucheranfragen, auf der Homepage sind aber viele Informationen verfügbar: http://www.aid.de/
- **Bundeszentrale für gesundheitliche Aufklärung:**
  Ein Themenschwerpunkt ist die gesunde Ernährung. Bietet Informationsbroschüren zum Bestellen an und verlinkt zu weiteren Angeboten.Internet: http://www.bzga.de/

Register